DES

CYSTALGIES

ET DE

LEUR TRAITEMENT CHIRURGICAL

PAR

Léon GERGAUD

Docteur en médecine de la Faculté de Paris,
Ancien aide de clinique à l'École de médecine de Nantes,
Ex-interne des hôpitaux de Nantes,
Ancien externe des hôpitaux de Paris,
Membre de la Société anatomo-pathologique de la Loire-Inférieure.

PARIS

A. DELAHAYE et E. LECROSNIER, EDITEURS

place de l'Ecole-de-Médecine

1882

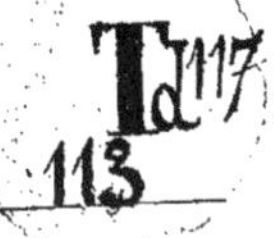
Td117
113

DES
CYSTALGIES

ET DE

LEUR TRAITEMENT CHIRURGICAL

PAR

Léon GERGAUD

Docteur en médecine de la Faculté de Paris,
Ancien aide de clinique à l'École de médecine de Nantes,
Ex-interne des hôpitaux de Nantes,
Ancien externe des hôpitaux de Paris,
Membre de la Société anatomo-pathologique de la Loire-Inférieure.

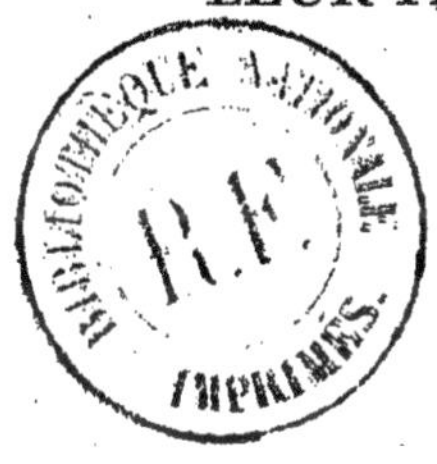
BIBLIOTHÈQUE NATIONALE
R.F.
IMPRIMÉS.

PARIS

A. DELAHAYE et E. LECROSNIER, EDITEURS

place de l'Ecole-de-Médecine

1882

A MON PERE

Témoignage de reconnaissance.

A MA MERE

A MA SŒUR

A MES AMIS

Gergaud.

A M. LE DOCTEUR LAENNEC

Directeur de l'école de plein exercice de médecine et de pharmacie
de Nantes,
Professeur de médecine légale.

A MES MAITRES MM. LES PROFESSEURS

MALHERBE, CHENANTAIS, TRASTOUR, HEURTAUX, VIGNARD.

A M. LE DOCTEUR BERNEAUDEAUX,

Médecin des hôpitaux.

A MES PREMIERS MAITRES

Médecins et chirurgiens des hôpitaux de Nantes,
Professeurs à l'Ecole de médecine.

A mon Président de thèse et mon Maître

M. LE PROFESSEUR GUYON,

Chirurgien de l'hôpital Necker,
Membre de la Société de chirurgie,
Membre de l'Académie de médecine, etc.

A M. LE DOCTEUR BUCQUOY,

Agrégé de la Faculté de médecine,
Médecin de l'hôpital Cochin,
Membre de l'Académie de médecine, etc.

LES CYSTALGIES

ET DE

LEUR TRAITEMENT CHIRURGICAL

Parmi les nombreux malades atteints d'affections des voies urinaires, il en est quelques-uns, heureusement en nombre très restreint, chez lesquels le symptôme douleur, par sa persistance et son acuité, occupe à lui seul toute l'attention du chirurgien. Il devient le fait dominant, s'impose à l'observation, et l'importance qu'il acquiert, jointe au résultat quelquefois négatif fourni par l'examen complet des voies génito-urinaires, a décidé quelques auteurs à lui donner la valeur d'une entité morbide.

C'est à cet état pathologique qu'ils ont donné le nom de *cystalgie.*

Cystalgie (κυστις vessie, αλγος douleur), douleur nerveuse de la vessie, telle est la définition que l'on donne de ce mot ; douleur nerveuse sans lésion, faudrait-il ajouter pour traduire complètement la pensée des auteurs.

Les classiques sont muets ou à peu près sur cet état pathologique et c'est bien plus à l'étranger qu'en France que des observations, assez rares d'ailleurs, incomplètes même, pourrait-on ajouter, ont été publiées sur ce sujet et surtout sur les procédés thérapeutiques employés pour faire cesser un état insupportable.

A côté du groupe très restreint de ces malades, il en est un autre beaucoup plus nombreux et non moins digne d'intérêt que l'on rencontre fréquemment dans les hôpitaux, c'est celui des malades ayant réellement une lésion des voies urinaires ou d'un organe voisin dont le retentissement douloureux se fait sentir sur la vessie. Chez beaucoup d'entre eux, c'est encore contre le phénomène douleur que le médecin doit lutter avec toutes les ressources de la thérapeutique, car c'est elle qui arrache des plaintes incessantes au malade, c'est elle qui lui rend la vie insupportable quand même elle n'en compromet pas l'existence par le trouble que sa ténacité apporte dans les autres fonctions de l'économie. Elle justifie les tentatives nombreuses et quelquefois hardies que la chirurgie a faites pour en triompher.

Comprenant tous ces malades sous le terme générique de *cystalgiques*, nous établirons pour la clarté du sujet trois grandes divisions dans la cause :

I. Cystalgie idiopathique.

II. Cystalgie symptomatique d'une lésion éloignée.

III. Cystalgie symptomatique d'une lésion vésicale.

L'importance clinique de ce symptôme, l'interprétation différente de sa valeur suivant les auteurs, la variété et aussi la gravité des moyens thérapeutiques employés dans quelques cas sont autant de raisons qui justifient l'intérêt qui se rattache aux recherches faites sur ce point encore obscur dans la pathologie des voies urinaires.

Son étude offre un réel intérêt au clinicien, car, idiopathique dans quelques cas très limités, elle complique le plus souvent d'autres affections à la gravité desquelles elle ajoute un degré de plus.

En rapportant l'opinion des différents auteurs, en recueillant les observations éparses, publiées en France et à l'étranger sur les procédés thérapeutiques employés, nous avons essayé de donner un exposé aussi complet que possible de la question, sans avoir la prétention d'avoir dit le dernier mot.

En attirant sur elle l'attention, nous espérons que de nouvelles observations seront publiées et permettront alors de préciser les limites du sujet et de formuler nettement les indications thérapeutiques.

Nous espérons que nos juges voudront bien tenir compte de l'étendue et de la difficulté du sujet.

C'est sur le conseil de notre excellent maître, M. le professeur Guyon, nous sentant encouragé et guidé par son haut enseignement, que nous avons essayé d'entreprendre cette étude. Qu'il veuille bien nous permettre de lui adresser tous nos remerciements pour les conseils qu'il a bien voulu nous donner dans l'accomplissement de ce travail.

Nous sommes heureux de pouvoir lui témoigner ici notre sincère reconnaissance pour la bienveillance qu'il a toujours eue pour nous.

CYSTALGIE IDIOPATHIQUE.

La cystalgie essentielle, idiopathique, existe-t-elle réellement? Problème difficile, sinon encore impossible à résoudre en s'aidant de nos connaissances actuelles. C'est, dit M. Le Dentu dans son récent traité des maladies des voies urinaires, un des problèmes les plus ardus de la pathologie urinaire. L'obscurité résulte de la multiplicité des circonstances capables d'agir sur la vessie, soit en exagérant la sensibilité de son appareil musculaire aux excitations qui peuvent le mettre en jeu, soit en donnant naissance à des phénomènes douloureux ayant de la tendance à se fixer sur le col et indépendants, dans quelques cas, de toute altération organique.

Raisonnant par analogie, nous trouvons dans les données de la pathologie générale une preuve en faveur de la névralgie vésicale. Les viscères peuvent être le siège de phénomènes douloureux indépendants de toute lésion matérielle, pourquoi la vessie ferait-elle exception? Les névralgies viscérales (gastralgie, entéralgie, sont chose bien commune. Les points névralgiques du col de l'utérus, du méat urinaire chez la femme ont été observés ; les élancements douloureux à l'anus chez les hémorrhoïdaires ne sont pas rares ; dans tous ces cas, un examen minutieux arrive en général assez facilement à préciser le siège de la douleur, et l'on ne trouve pas toujours au point correspondant une lésion explicative.

Pourquoi n'en serait-il pas de même du côté de la vessie?

On le voit, ce ne sont là que des hypothèses que le raisonnement justifie, mais qu'un examen clinique long-temps et sérieusement poursuivi n'a point encore élevées au rang d'un fait acquis.

Dans son traité pratique des maladies nerveuses, San-dras consacre un article très court à la névralgie de la vessie. « C'est, dit-il, la névralgie dans la région vési-cale et particulièrement vers le col de cet organe. Elle a tous les caractères de l'espèce, toute l'étendue et rien que l'étendue de l'organe. Elle produit une sorte de rétention d'urine qui cède avec la névralgie. Je n'ou-blierai jamais l'histoire d'une petite fille de 9 ans, qui m'avait présenté déjà toute la série des accidents névral-giques, surtout ceux de la cinquième paire, et qui tout à coup fut prise de cette névralgie de la vessie au plus haut degré. Ce ne fut qu'au bout de quelques heures et quand je commençais à me préoccuper vivement de la distension de la vessie par l'accumulation de l'urine, que la douleur cédant tout à coup, permit l'évacuation régulière et complète du liquide. Cet enfant qui, depuis trois ans, m'a présenté encore un grand nombre d'acci-dents névralgiques de toutes sortes, n'a jamais été reprise de sa cystalgie ».

En réalité, ce n'est là qu'un phénomène passager, une sorte de spasme douloureux amenant une rétention d'urine tout à fait momentanée. En prenant le mot cys-talgie dans son acception la plus large, peut-être pourra-t-on l'appliquer au cas précédent ; nous ne pensons pas toutefois que ce soit le vrai sens clinique de cette déno-mination qui a pour caractères propres la répétition ou la durée.

La facilité avec laquelle une névralgie peut dans quelques cas se porter sur un organe interne et causer une viscéralgie est chose établie, dit Valleix, et sans rien préjuger sur la nature même des viscéralgies et du rhumamatisme musculaire, bien des raisons, dit-il, me portent à les regarder comme identiques.

Civiale, dans son premier volume sur les maladies des organes génito-urinaires, décrit sous le nom d'états nerveux du col divers accidents, parmi lesquels l'élément douleur occupe la principale place, aussi les considère-t-il comme des névralgies qu'il groupe en trois catégories suivant leur cause présumée et leur degré d'intensité. On retrouve dans chaque catégorie les envies fréquentes d'uriner, la douleur dans l'émission de l'urine, les souffrances sourdes et vagues à l'hypogastre, au périnée, au sacrum. La différence est établie sur l'intensité du phénomène et sa résistance au traitement.

Mais, parmi les causes présumées, et c'est là le point qui nous intéresse, il signale : le froid, les émotions de l'âme, la prédisposition aux névralgies révélée antérieurement par des affections du même genre. Les causes les plus fréquentes seraient : les calculs, la gravelle, les contusions et les blessures du col, les affections de la prostate, l'abus du coït, les maladies du rectum, les affections de la matrice.

Où retrouver, au milieu de ces causes multiples, l'indépendance nosologique de la névralgie vésicale ?

Doit-on faire rentrer dans le cas de la cystalgie idiophatique cet état particulier que les Anglais ont désigné sous le nom de « irritable bladder ? »

Gant (Frédérick-Jame), dans une monographie publiée en 1872, définit l'irritabilité de la vessie : un besoin plus ou moins urgent et plus ou moins douloureux de se livrer à la miction. Mais les causes qu'il en donne sont multiples, et si, dans quelques cas, elle constitue une manifestation unique dépendant de causes générales, telles que « le défaut d'exercice, la négligence habituele des grands bains, certaines formes de dyspepsie, le renouvellement insuffisant de l'air dans les appartements, l'abus du *home*, la position horizontale longtemps prolongée (sofa life), l'énervement, l'hystérie, les maladies mentales, elle est bien plus souvent symptomatique de causes locales, directes ou indirectes, dont l'énumération serait trop longue.

Une semblable définition, qui manque de précision par cela même qu'elle veut trop embrasser, montre bien la difficulté qu'a rencontrée l'auteur à vouloir établir une irritabilité vésicale essentielle. On peut d'ailleurs objecter à cette dénomination d' « irritable bladder », qu'elle exprime bien le besoin plus ou moins urgent et plus ou moins répété d'uriner, mais qu'elle n'implique pas nécessairement l'idée de douleur.

Cette dénomination d'irritable, appliquée à un organe, est d'ailleurs une expression familière aux auteurs anglais. Parlant de la névralgie utérine ou hystéralgie, M. Courty dit : c'est probablement cette maladie que Gooch a désignée sous le nom de « irritable utérus », et il ajoute : bien que plusieurs auteurs aient attribué sa description à l'inflammation de la matrice ou aux contractions douloureuses qu'une altération quelconque peut provoquer dans l'organe, je pense que le nom de dysménorrhée permanente qu'il lui a donné aussi ne laisse pas de doute sur le caractère de la douleur et sur sa continuité pendant les périodes intercalaires, autant qu'aux époques de la menstruation.

Valleix interprète un peu différemment la valeur de ce mot irritable. On ne saurait douter, écrit-il, dans son Traité des névralgies, que sous le nom d' « irritable testis », Astley Cooper n'ait décrit la névralgie iléo-scrotale·

L'extrême sensibilité du testicule a absorbé presque complétement l'attention de l'observateur, et la source réelle des douleurs n'a pu être recherchée avec tout le soin désirable.

On ne peut donc pas conclure des observations d'Astley Cooper que toute la maladie était dans le testicule, mais seulement qu'on y trouvait le point le plus douloureux.

Dans une leçon clinique faite à l'hôpital San-Bartholomée, Matthews Duncan discute longuement l'irritable bladder, qu'il considère comme un syptôme, et non comme l'essence de la maladie. Sans vouloir suivre l'auteur anglais dans les considérations nombreuses qu'il fait valoir à l'appui de sa proposition, nous croyons intéressant de rapporter la traduction des premières phrases de sa leçon, afin de ne pas dénaturer sa pensée par des appréciations personnelles.

« *Irritable bladder*, dit-il, est une dénomination mauvaise, car chaque vessie est irritable ; chaque vessie a la faculté particulière d'être impressionnée par les maladies des organes voisins, et même de quelques organes éloignés. L'influence sympathique est observée même dans le cas d'émotions. — Mais, chaque vessie n'est pas dans l'état de maladie appelée irritable bladder : un état dans lequel la vessie n'est pas seulement irritable, mais irritée, et cela généralement par une maladie qui ne lui est pas imputable. Une vessie irritable peut l'être simplement par sympathie ou influence réflexe, et je vous

fournirai des faits où il n'y avait pas d'autre explication
possible de l'irritation de la vessie que ceux trouvés dans
l'influence sympathique ou réflexe.

« Quelques vessies irritables fournissent un certain
degré de catarrhe qui est de l'inflammation superficielle,
et de fait, ce catarrhe peut-être appelé une maladie secondaire, et non une maladie primitive de la vessie.
Vous voyez bien que l'inflammation peut-être excitée
par symphatie. Cela est bien démontré dans les cas d'inflammation des yeux, où la maladie siégeant dans un œil,
amène des désordres dans l'autre ; et il faut noter que
cette maladie, produite consécutivement, a tout à fait la
même histoire, tout à fait les mêmes caractères que l'autre, ceux de la vessie simplement irritée que je vais
vous décrire. »

On le voit, toutes ces appréciations des auteurs anglais
sur l'irritable bladder ne viennent en aucune façon, confirmer l'existence de la cystalgie idiopathique ; elles ne
serviraient bien plutôt qu'à rendre la question encore
plus obscure par leur peu de précision.

L'hystérie, avec ses manifestations bizarres, souvent
douloureuses, serait une des rares maladies dans lesquelles on pourrait observer la cystalgie vraie, idiopathique, et disons-le tout de suite, on sait combien elle est
rarement observée.

Dans l'*Union médicale*, 1859 (t. III), on trouve la relation de trois cas de cystalgie observés par le D' Hamon
(de Fresney-sur-Sarthe).

Ce médecin croit la cystalgie très fréquente chez la
femme, et si elle n'est pas plus souvent observée, c'est
qu'on ne la cherche pas assez. Un de ses caractères dis-
tinctifs est l'absence de douleur à l'état de vacuité de l'or-

gane. A un degré plus avancé, la cystalgie se complique toujours de paralysie de la vessie. Les deux premières observations, très courtes et très vagues, ont trait à des douleurs vésicales observées chez des femmes anémiques ; la troisième a été observée chez une femme albuminurique. Le Dr Hamon propose d'ailleurs un moyen sûr de guérir la cystalgie, et d'après lui, l'infaillibilité est telle, qu'il en fait un moyen de diagnostic ; le traitement consiste à faire, à l'aide d'une mèche de coton trempée dans l'acide nitrique, une cautérisation rayonnée de la région hypogastrique, en prenant le pubis comme centre.

Nous ne saurions partager la conviction du Dr Hamon et voir, dans les arguments qu'il fournit, la preuve de la frequence de la cystalgie.

D'après tout ce qui vient d'être dit précédemment, on voit combien le cadre de la cystalgie idiopathique est restreint.

Depuis les progrès réalisés par l'anatomie pathololologique dans ces dernières années, et la connaissance plus exacte des processus pathologiques, le cercle de ces affections douloureuses, où la névralgie existerait seule sans lésion, se limite chaque jour. En voyant combien les auteurs qui ont abordé ce sujet sont peu affirmatifs et peu précis, on sent que l'indépendance nosologique du sujet n'est pas absolue.

Dans une de ses leçons à l'hôpital de la Charité, au sujet d'un malade atteint de cystite tuberculeuse et urinant toutes les demi-heures avec de très vives douleurs, M. le professeur Gosselin, discutant le diagnostic, disait: « Si cet homme n'a pas de retrécissement ni d'hypertrophie des lobes latéraux de la prostate, si enfin il n'a pas de calcul, pourquoi donc a-t-il une cystite, pourquoi accuse-t-il des douleurs si vives ?

« Je sais bien qu'on peut avoir quelquefois une cystite d'emblée, rhumatismale ; notre homme n'est pas un rhumatisant.

« Je me suis demandé s'il n'était pas atteint de cette affection décrite, il y a une vingtaine d'années, par M. Mercier, sous le nom de valvule musculaire, et qui consiste dans l'hypertrophie des fibres lisses qui entourent le col de la vessie. Cette disposition, constituant un obstacle à la sortie des urines, il en résulte, à la longue, une inflammation du réservoir urinaire. Mais ici la vessie se vide complètement.

Peut-être la sonde conductrice pourrait-elle nous éclairer, mais c'est un moyen douloureux, et dont j'ai préféré m'abstenir. S'agirait-il donc par hasard d'une contraction spasmodique du col ? C'est quelque chose de bien obscur que cet état qui a été décrit par Civiale sous le nom de névralgie du col, et qui a été désigné par Philips sous la dénomination de contracture spasmodique du col, pour expliquer cet état anatomique mal défini, en vertu duquel la vessie se vide incomplètement, devient douloureuse et s'enflamme. Peut-être avons-nous affaire à une cystite idiopathique ; c'est une affection tellement rare, que je ne crois pas devoir m'y arrêter ici. »

Sans avoir la prétention d'affirmer ici que la cystalgie idiopathique n'existe pas, nous sommes porté à croire qu'elle n'est le plus souvent que la manifestation éloignée, que le symptôme précurseur d'une lésion encore a l'état latent, et dont l'évolution appréciable n'aura lieu qu'à longue échéance.

Gergaud.

2

L'étude plus complète des altérations du système médullaire et les découvertes récentes des manifestations
éloignées, par lesquelles elles se révèlent souvent, ont
aujourd'hui permis de préciser et souvent de rectifier un
diagnostic qui s'égarait dans la recherche d'une lésion
locale, alors que les troubles observés à la périphérie
trouvaient leur cause dans une lésion du système nerveux central.

Dans ses leçons cliniques de l'hôpital Necker, M. le
professeur Guyon ne manque pas de signaler l'importance qu'il faut attacher aux troubles véritablement pathologiques de la miction qui surviennent, s'établissent
et durent, sans cause appréciable. « Le pronostic, dit-il,
doit être dans ces cas, des plus réservés, et cette réserve
dure jusqu'au moment où vous pouvez définir la lésion
qui entretient et perpétue le trouble fonctionnel.
Lorsque vous serez arrivés au diagnostic, vous n'aurez
fait que confirmer, en leur donnant corps, les craintes
qu'avait fait naître dans votre esprit de clinicien, cette
apparition en quelque sorte spontanée, de symptômes
bien définis, durables, et cependant non expliqués. Il en
donne comme preuves, les contractures douloureuses
observées quelquefois dès les premières phases des lésions médullaires dans l'ataxie. »

Se plaçant à un point de vue plus général, M. le professeur Guyon professe cette opinion, qu'à symptôme bien
défini et durable correspond toujours une lésion. « Il en
est ainsi, ajoute-il, pour le spasme de l'urèthre ; il en est
de même pour la vessie dite *irritable* faute de meilleure et plus exacte dénomination. Plus j'observe et plus
j'acquiers la conviction que la vessie irritable cache le
plus souvent des lésions spinales, ou ces lésions tuber-

culeuses si fréquentes qui atteignent d'emblée la mu-
queue du réservoir urinaire. Elles sont, en effet, l'une
des causes les plus habituelles des spasmes de l'urèthre,
de ce que l'on appelle bien à tort la contracture idiopathique du col de la vessie. »

CYSTALGIE SYMPTOMATIQUE D'UNE LÉSION ÉLOIGNÉE.

Un chapitre plus intéressant et plus connu, bien qu'il
ne soit qu'indiqué par la plupart des auteurs, est celui des
troubles vésicaux liés à des altérations d'autres organes.

En dehors de l'existence possible d'une névralgie simple de la vessie, en dehors des altérations pathologiques
de l'appareil urinaire ayant au nombre de leurs nombreux symptômes celui de la douleur qui n'est alors
que la conséquence d'un état local, il est un certain
nombre de maladies dans lesquelles la douleur vésicale
peut être, pendant un temps plus ou moins long, l'unique
manifestation.

La difficulté qu'il y a à porter dans ces conditions un
diagnostic exact, l'importance qu'il acquiert au point de
vue du pronostic et du traitement font de cette étude une
de celles qui méritent le plus l'attention du chirurgien.

Leur connaissance exacte lui indiquera les moyens
thérapeutiques qu'il peut employer et ceux qu'il doit
abandonner sous peine de commettre une faute.

Nous n'avons point ici à faire l'histoire de ces maladies et nous ne devons les étudier que dans leurs rapports avec les troubles vésicaux. Aussi nous bornerons-
nous à une sorte d'énumération.

Au premier rang, sinon par la fréquence, du moins

par l'intérêt scientifique qui s'y rapporte, nous placerons les maladies du système nerveux cérébro-spinal.

La solidarité pathologique qui peut exister dans certains cas entre les lésions médullaires et les troubles de la fonction urinaire est aujourd'hui un fait parfaitement établi.

M. Brown-Séquard a vu dans des conditions expérimentales survenir une inflammation des reins et de la vessie. On sait qu'il est des exemples de cystite survenue dans le cours d'une altération médullaire ; il est peut-être vrai de dire que l'inflammation de la vessie et la néphrite qui peut en être la suite ne sont pas des conséquences directes de l'affection médullaire. La rétention d'urine constitue l'accident primitif direct, et c'est à cette rétention, aux altérations du liquide retenu et à l'irritation que provoque le liquide altéré dans la membrane muqueuse vésicale qu'il faut attribuer la cystite et les autres affections secondaires qui peuvent se montrer.

Une nouvelle preuve se trouve dans le retentissement que les maladies des voies urinaires peuvent à leur tour exercer sur la moelle.

Dans un compte rendu de la Société de chirurgie (1880), donné par la *Gazette des hôpitaux*, on trouve l'observation d'un cas de paraplégie à la suite de l'irritation du canal de l'urèthre par un calcul. Au rapport présenté par M. Marc Sée sur le fait précédent, M. Le Dentu ajoute celui d'un cas analogue chez un malade qui présentait un simple rétrécissement serré de l'urèthre, accompagné d'une cystite légère sans aucune lésion de la moelle. « Cet homme, très nerveux, présenta des signes de paraplégie évidente avec atrophie des muscles de la cuisse gauche, une faiblesse musculaire des membres inférieurs et des plaques d'anesthésie disséminées sur ceux-ci, bien que la vessie fonctiounât régulièrement. Le malade ayant été guéri de ses accidents urinaires, la paraplégie diminua peu à peu et l'atrophie musculaire disparut également. Ces phénomènes étaient-ils des troubles réflexes ou le résultat d'une nevrite ascendante ? Il est impossible de le savoir. »

Il est intéressant de noter, dit M. le professeur Charcot, en traitant des paraplégies urinaires, que les recherches nécroscopiques ont permis d'observer que la lésion paraît siéger, originellement du moins, dans le renflement lombaire, c'est-à-dire dans le point où se fondant sur des faits anatomiques et expérimentaux, Budge et Gianuzzi placent le centre génito-spinal d'où partent les nerfs de la vessie.

L'interprétation pathogénique de ces faits n'a point encore reçu de confirmation scientifique et son étude est d'ailleurs en dehors du cadre de notre sujet.

Dans ses leçons sur les maladies du système nerveux, M. le professeur Charcot a signalé très clairement la relation intime qui peut exister entre une altération de l'axe médullaire et certains phénomènes douloureux observés du côté de la vessie.

Au nombre des symptômes viscéraux de l'ataxie, tout en notant la fréquence plus grande des crises gastriques, il parle des douleurs vésicales et uréthrales qui se manifestent quelquefois au moment où règnent les douleurs fulgurantes et qui s'accompagnent d'un besoin d'uriner fréquemment, la miction étant d'ailleurs l'occasion de douleurs vives. Il y aurait là une sorte de cystalgie tabétique.

Le rectum est quelquefois aussi le siège de douleurs

d'un caractère particulier dans les mêmes circonstances;
M. le professeur Charcot cite l'observation d'un malade
chez lequel on pratiqua plusieurs fois le cathétérisme et
l'examen rectal, sans qu'on soupçonnât la nature du mal,
Ce n'est que beaucoup plus tard que l'apparition des
douleurs fulgurantes vint éclairer la situation,

Et plus loin il ajoute : Il n'est pas exceptionnel de
voir se manifester au moment des accès de fulguration
certains troubles douloureux des organes génito-
urinaires qui ont bien leur importance, des envies fréquentes d'uriner avec émission douloureuse, le satyria-
sis sur lequel insistait Trousseau.

Un point à la fois très intéressant et très important à
noter, est l'apparition de ces crises vésicales, souvent
plusieurs années avant que l'affection médullaire ne devienne évidente, Peut-être la rareté des observations
publiées sur ce sujet tient-elle à ce qu'elles ont été souvent méconnues.

Nous pourrions rapporter l'histoire d'un malade se
présentant dernièrement à la consultation de la Salpêtrière, avec tous les symptômes de l'ataxie locomotrice,
et montrant une ordonnance qui lui avait été donnée au
service des urinaires de l'hôpital Necker deux ans auparavant, avec ce diagnostic en suscription : « douleurs
vésicales, ataxie probable, »

Les névralgies sont très souvent tributaires de la
goutte, et Graves a tracé des névralgies goutteuses une
remarquable description.

Sandras, dans son traité pratique des maladies nerveuses, partage cette opinion : « La goutte, dit-il, donne
lieu, dans un nombre assez remarquable de cas, à de vé-
ritables névralgies, dans lesquelles les gens du monde

voient ce qu'ils appellent des gouttes déplacées, remon-
tées, momentanément fixées sur quelque partie inso-
lite. »

Bien que les opinions des auteurs soient assez diver-
gentes, en ce qui concerne la goutte vésicale, si les faits
qui ont été observés sont rares, il n'en semble pas moins
parfaitement établi que la goutte peut, dans certains
cas, se fixer sur la vessie. Scudamore l'a signalée un des
premiers, et dans ses leçons cliniques sur certains troubles des organes urinaires, Todd s'est attaché à en faire
ressortir les caractères.

Au début, il s'agit d'une affection passagère, d'un
trouble dynamique caractérisé par une douleur sou-
daine et violente de la vessie, s'accompagnant de ténesme. Ces phénomènes peuvent alterner avec les affections articulaires, et se reproduire sous forme de crises,
à des périodes plus ou moins rapprochées, revêtant ainsi
le caractère propre à la goutte.

A un degré plus avancé, la maladie peut devenir permanente et s'accompagner de catarrhe de la vessie et de
phénomènes de même ordre.

En mentionnant cette possibilité de goutte vésicale,
dans son étude sur la goutte, M. le professeur Charcot
se demande s'il ne faut pas y rattacher un grand nombre
des cas que les Anglais désignent sous le nom de vessie
irritable (irritable bladder).

Il nous faut encore mentionner, pour être complet, des
faits beaucoup plus rarement observés, occasionnant des
troubles vésicaux, parmi lesquels la douleur est encore
un des phénomènes primordiaux.

M. Otis, de New-York, signale l'atrésie du méat,
comme déterminant le spasme de la portion membra-

neuse, et M. le professeur Guyon, dans ses leçons cliniques, rapporte l'observation d'un jeune garçon qui présentait les signes rationnels de la pierre, chez lequel ces signes disparurent après l'incision d'un méat moyennement développé. Cette étroitesse relative peut donc réagir sur le col de la vessie.

Mathews Duncan professe la même opinion et croit que souvent la vessie irritable est due à une altération de l'orifice externe de l'urèthre ou de son voisinage. A l'appui de cette idée, il rapporte dans une de ses leçons à l'hôpital San-Bartholomée, l'histoire d'une malade dont nous trouvons l'observation dans le *Medical Times and Gazette* (1878). Nous croyons intéressant d'en donner la traduction.

OBS. — Une femme vint à nous souffrant d'une vessie irritable. Elle était obligée d'uriner fréquemment, quelquefois toutes les minutes au prix de douleurs vives. Il ne s'agissait pas d'heures, mais de minutes et elle ne pouvait goûter de repos. En examinant cette femme, nous trouvâmes que l'orifice de l'urèthre n'occupait pas sa situation normale. Elle n'avait pas eu de syphilis, pas d'opération, pas de blessure ; cependant il n'y avait pas d'orifice à l'emplacement de l'urèthre. Un peu sur le côté droit de la situation naturelle de cet orifice, on voyait une très légère rougeur. Un stylet pressé contre cette rougeur pénétra dans la vessie. Nous constatâmes alors que l'orifice externe de l'urèthre était rétréci. En examinant la vessie de cette femme nous ne la trouvâmes pas dilatée ; c'était bien une vessie large mais pas aussi large que nous la voyons fréquemment chez les femme à l'état de santé ; l'urèthre était très élargi, la cavité vésicale ne commençait pas à l'orifice interne de l'urèthre mais bien à l'orifice externe ; il n'y avait plus de canal urèthral.

La vessie n'était enflammée à aucun degré ; elle était souple, non douloureuse et spacieuse. C'est là un cas très simple. Ume petite opération fut faite avec le bistouri pour élargir l'orifice externe de l'urèthre, assez pour permettre d'introduire dans la vessie des sondes nᵒˢ 15, 16 et 18. Au bout de deux jours, le canal de l'urèthre s'était reformé et à dater du moment de l'opération, la femme fut guérie.

Elle reposait la nuit, n'avait plus du tout d'irritabilité de la vessie et ne se plaignait nullement. Elle demeure guérie.

Dans ses leçons cliniques sur l'irritable bladder, Matthews Duncan rapporte une observation de polype de l'urèthre chez une femme ayant été l'occasion de douleurs vives.

Obs. — Mme S..., 50 ans, est mariée depuis trente ans. Elle se plaint de douleurs très vives dans les parties génitales et de miction très fréquentes dès qu'elle n'est plus au lit; l'urine est acide, densité 1020, pas d'albumine, quelques phosphates.

Sur la lèvre postérieure de l'orifice uréthral est attaché un petit polype, rouge, ayant le volume d'un pois ; il est extrêmement sensible. On l'enleva sous le chloroforme à l'aide de ciseaux. La malade resta dans les salles vingt jours après l'opération et ne souffrit pas une seule fois.

John Warren, chirurgien américain, rapporte dans le *New-York médical journal*, 1878, un cas de polype de l'urèthre chez la femme, ayant occasionné de la dysurie avec douleurs pénibles. « Finalement, dit-il, beaucoup d'autres maladies peuvent produire la miction fréquente et douloureuse ; la vaginite, les fissures de l'orifice vaginal, la masturbation en amenant une sensibilité exagérée du méat et des lèvres, les fibroïdes, les tumeurs de la vulve et de l'utérus, toutes maladies qui réclament un examen oculaire ou digital pour leur diagnostic, et un traitement local pour leur guérison. »

Chez la femme, cette étiologie est fréquente, en raison des relations anatomiques intimes qui existent entre la vessie et l'appareil génital, dont on connaît les troubles fonctionnels si variés et si souvent douloureux.

Les maladies de la matrice, dit Civiale, exercent une puissante influence sur l'excrétion de l'urine, toutes les fois donc que l'état de l'appareil urinaire n'offre rien qui paraisse rendre raison des phénomènes morbides observés, il faut explorer avec soin les organes génitaux et même le rectum.

Dans une série de leçons intitulées : « Leçons cliniques sur les affections de la vessie, dans leur relation avec les maladies utérines ou périutérines », et publiées dans le journal *la Lancette* (1875), Robert Barnes insiste longuement sur cette étiologie.

« Quand un malade se plaint de douleur dans un organe particulier ou de trouble dans l'accomplissement de sa fonction, il ne s'en suit pas nécessairement que cet organe est le siège réel de la maladie. Ceci est éminemment vrai pour la vessie chez la femme, si vrai que dans la majorité des désordres vésicaux, la cause sera trouvée en dehors de la vessie. Pour apprécier au juste la signification des douleurs rapportées par la malade à la vessie, nous sommes nécessairement conduit à faire l'examen non seulement de la vessie, mais aussi des autres organes du bassin.

La vessie est si intimement unie avec l'utérus et le vagin, et participe si fréquemment aux affections de ces organes, soit directement, soit indirectement, que l'étude clinique des symptômes qui lui sont propres revient au gynécologiste.

Dans beaucoup de circonstances, ces symptômes sont produits par une maladie de l'utérus, des ovaires ou du vagin ; la vessie étant affectée par l'irritation propagée des organes voisins, ou étant gênée dans ses fonctions par pression de ces organes déplacés ou augmentés de volume.

« Je pense, dit Barnes, qu'on peut affirmer que les cas

où le siège premier de la maladie est dans les reins ou
la vessie sont les moins fréquents. »

Après un long chapitre consacré à l'étude de la rétention d'urine et de ses causes utérines ou périutérines,
Barnes ajoute : « En dehors de la cystite et du catarrhe,
l'irritabilité de la vessie est un symptôme très commun
aux maladies utérines. L'hypertrophie, la congestion et
l'inflammation du col de l'utérus en sont la cause principale. C'est une conséquence fréquente de l'antéversion
et de l'autéflexion de l'utérus, surtout si le corps de
l'organe est assez augmenté de volume pour presser
sur la vessie.

Il peut même arriver que le trouble vésical devienne
le principal et le plus pénible effet de la maladie utérine
au point que toute l'attention du médecin se concentre
de ce côté et fait négliger la cause première quand même
elle n'est pas méconnue.

Barnes rapporte à ce sujet l'observation d'une femme,
morte des conséquences d'une rétention causée par
rétroflexion de l'utérus gravide, qui pendant deux mois
avait consulté un chirurgien pour son irritabilité vésicale, la cause première n'ayant pas été soupçonnée.

Dans la procidence de l'utérus, la vessie se vide
incomplètement, il y a des douleurs et des épreintes ; la
vessie intimement unie au col de l'utérus est entraînée
en bas, une sorte de poche est ainsi formée au-dessous
du niveau ordinaire de l'urèthre. L'urine s'accumule et
des dépôts phosphatiques peuvent se faire.

Dans la position couchée, l'utérus remonte dans le
bassin, entraînant avec lui la poche urinaire et l'urèthre
qui se redresse. Dans quelques cas les femmes surmon-

tent cette difficulté en repoussant l'utérus avec leur doigt pendant la miction.

Mais l'étude de ces questions, si intéressante qu'elle soit, nous entraînerait trop loin, et il nous faudrait passer en revue presque toute la pathologie utérine si nous voulions aborder la longue énumération des causes qui peuvent faire sentir leurs effets sur le réservoir urinaire. On peut les diviser en deux groupes principaux :

1° troubles par compression mécanique ;

2° troubles par relation vasculaire.

C'est la division établie par M. Eugène Monod dans son étude sur les cystites secondaires, pendant son internat dans le service de M. le professeur Guyon (Étude clinique de la cystite chez la femme considérée spécialement dans ses rapports avec la grossesse et l'accouchement. — *Annales de gynécologie*, 1880).

Il est des lésions d'autres organes qui peuvent arriver quelquefois à égarer le diagnostic. Certaines affections des reins peuvent simuler une maladie vésicale qui n'existe pas. Brodie avait déjà appelé l'attention sur ce fait que certaines lésions rénales peuvent ne se manifester que par des douleurs de la vessie ou de l'urèthre, et Rayer cite des cas de Lowdel et Howship où la pyélite déterminait des douleurs limitées exclusivement à la vessie.

Nous donnons ici la traduction d'une observation de Matthews Duncan, qui vient à l'appui de ces affirmations :

Obs. — E. M..., 32 ans, non mariée, fut admise salle Sainte-Marthe, pour une maladie supposée de la vessie.

Urine acide, densité 1012; contenant une petite quantité de mucus et quelques globules de pus.

La malade se plaint d'être obligée d'uriner toutes les demi-heures et l'émission de l'urine est accompagnée d'une très vive douleur qu'elle ressent dans les parties génitales ; elle se plaint également de douleur dans les lombes, avec irradiation du côté des cuisses. On lui administra une purgation. Elle dut garder le lit, prit 1/2 drachme de teinture de jusquiame et de l'esprit de nitre dulcifié. Sons l'influence de ce traitement, les symptômes furent en quelques jours bien diminués sans aucune amélioration du côté de l'urine qui était assez fréquemment teinte de sang et contenait toujours du mucus, un peu de pus et d'albumine. La vessie fut alors examinée directement et aucune ulcération n'y fut découverte.

Une consultation avec le Dr Gee amena à cette opinion que la lésion n'était pas dans la vessie mais, dans les reins ou leurs bassinets. Je ne doute pas, dit Matthews Duncan, que ce diagnostic ne fut exact, la quantité de mucus et de pus était moindre qu'elle ne l'aurait été dans une altération vésicale ; et le traitement ayant eu pour résultat de faire cesser les symptômes vésicaux, tout en laissant les symptômes du côté des reins, il n'est pas douteux que nous avions un exemple de vessie irritée par sympathie avec maladie des deux reins ou de leurs bassinets.

M. le professeur Verneuil a observé un malade chez lequel un abcès de la vésicule séminale droite donna lieu pendant la vie à une contracture des plus rebelles du col de la vessie (vérification faite après une mort accidentelle). M. Sebeaux en rapportant ce fait dans sa thèse ne dit pas quelle était la cause première de cet abcès.

De pareils faits sont exceptionnels.

CYSTALGIE SYMPTOMATIQUE D'UNE LÉSION VÉSICALE.

Si les faits manquent pour établir nettement l'existence des névralgies sans lésion matérielle, primitives, rhumatismales que l'on se croit autorisé à affirmer en s'appuyant sur les données de la pathologie générale, on ne saurait contester la fréquence et la multiplicité des lésions vésicales qui comptent la douleur au nombre de leurs symptômes.

La plupart sont trop connues pour qu'il soit nécessaire de nous en occuper ici.

Mais ce qui n'est pas absolument rare, c'est de rencontrer des sujets atteints de quelque affection légère du col ou de la prostate, telle qu'une cystite chronique ou une hypertrophie peu développée et chez qui le phénomène douleur occupe le premier rang. C'est celui dont ils se plaignent avant tout autre, c'est aussi celui qui attire le plus l'attention du médecin et dont il ne parvient pas toujours aisément à se rendre compte.

C'est que, en effet, chez certains de ces sujets, dit M. Le Dentu, l'urine a gardé sa limpidité ou ne l'a perdue que fort peu, et l'exploration par le cathétérisme n'a pas d'autre résultat que d'éveiller une douleur souvent très vive ; la douleur est toujours là, tenace, rebelle au traitement, s'éveillant parfois avec une intensité inaccoutumée, se calmant aussi par moments et se laissant quelquefois oublier pour quelques heures.

C'est à cette catégorie de cas mal définis que les auteurs ont tour à tour appliqué le nom de cystite du col, de spasme, de contracture, de valvule musculaire, suivant l'explication qu'ils en donnaient.

Dans sa thèse sur la contracture douloureuse du col (1874), M. Sockeel, s'inspirant des opinions de M. Tillaux, croit à l'identité de la contrature douloureuse, de la névralgie et de la cystite chronique du col. Ces dénomi - nations différentes seraient applicables à un même état pathologique.

Ils ont en effet les mêmes symptômes fonctionnels : 1o douleur au moment de la miction, 2° envies fréquentes d'uriner, 3° difficulté ou impossibilité de retenir les urines lorsque le besoin se fait sentir. Dans tous ces cas, le cathétérisme provoque une douleur très vive au niveau du col vésical.

Dans la cystite du col, la fréquence est en rapport avec l'état congestif très accusé de la muqueuse, qui éveille au plus haut point sa sensibilité spéciale ; la dou - leur est due au spasme lui-même, à la lutte inefficace des fibres musculaires du corps contre l'occlusion du sphincter. En réalité, la délimitation entre la cystite du col, le spasme, la contracture est difficile à établir et la preuve en est dans la confusion qui se retrouve dans la description des différents auteurs. Chacun d'eux semble avoir restreint ou élargi le cadre de l'affection qu'il décrit, subordonné tel symptôme à tel autre, suivant l'importance clinique qu'il lui suppose. Il ne nous appar - tient pas d'établir ici quelle est la part qui revient à cha - cun de ces états particuliers.

Outre que nous ne nous dissimulons pas les difficultés in - séparables d'une étude aussi délicate, elle nécessiterait une description complète de chaque symptôme, qui ne saurait rentrer dans le cadre du travail que nous nous sommes proposé.

Nous croyons cependant avec M. le professeur Guyon que l'état spasmodique dont le rôle est souvent incontestable dans la difficulté de la miction, de même que dans l'empêchement ou la difficulté du cathétérisme, se surajoute à une lésion temporaire ou permanente, mais se montre bien rarement à l'état d'indépendance.

« Le spasme et la contracture, écrit-il dans ses cliniques (p. 726) sont et ne peuvent être que symptomatiques. S'il est possible de les expliquer dans quelques cas par une malformation ou une lésion de l'urèthre antérieure, si l'on peut les rencontrer dans la colique néphrétique, qui d'ailleurs détermine la contraction exagérée du muscle vésical, s'ils se manifestent quelquefois sous l'influence des lésions douloureuses du sphincter anal, il n'est pas moins vrai que ce sont les affections douloureuses de la vessie, et en particulier celles qui localisent leur action sur le col vésical, ou à son voisinage, qui surtout les déterminent. » Aussi est-ce un phénomène fréquent chez les tuberculeux vésicaux et prostatiques et surtout chez les calculeux dont le col est habituellement soumis à une excitation douloureuse.

Il existe une catégorie de malades prédisposés tout particulièrement à l'état spasmodique, c'est la classe nombreuse des impressionnables, parmi lesquels peuvent figurer non seulement les névropathiques, mais aussi les myéliques.

En dehors de ces états pathologiques complexes, dont la douleur est en quelque sorte la compagne inséparable, il nous faut mentionner une affection vésicale d'un diagnostic souvent fort difficile et par cela même souvent méconnue à son début. C'est la tuberculose de la vessie.

Elle n'a été réellement bien décrite que dans ces dernières années et c'est à de nombreuses leçons de M. le professeur Guyon et aux travaux de ses élèves MM. Tapret, Monod, Guébhard qu'est due la vulgarisation des connaissances acquises sur ce sujet (Étude clinique sur la tuberculose urinaire, par O. Tapret, *Arch. générales de méd.* 1878, 7ᵉ série, T. 1ᵉʳ. — Étude sur la cystite tuberculeuse, par A. Guébhard, th. 1878).

Bien que la cystalgie et la miction douloureuse ne soient pas les uniques symptômes de cette affection, ils n'en sont pas moins au nombre des plus importants et peuvent, pendant quelque temps, constituer l'unique manifestation.

M. Tapret en a décrit les caractères avec soin dans un mémoire publié dans les *Archives générales de médecine* 1878.

« Les envies d'uriner sont fréquentes et s'accompagnent de phénomènes de contracture du corps de la vessie, du col vésical ou de l'urèthre.

Les caractères de cette douleur varient suivant qu'elle survient dans l'intervalle des mictions et pendant l'émission de l'urine.

Dans le premier cas, c'est tantôt une simple sensation de pesanteur derrière le pubis, tantôt une constriction comme une barre ou une brûlure avec irradiation vers l'ombilic, le périnée, ou le rectum ; d'autres fois elle apparaît sous forme d'accès intermittents, paroxystiques, comme les coliques néphrétiques. La pression sur l'hypogastre est elle-même très pénible ; il en est de même de la pression sur le bas-fond vésical, lorsque l'on vient à pratiquer le toucher rectal.

Pendant la miction, les caractères de la douleur changent dans trois circonstances, écrit M. Tapret.

A. Avant que l'émission de l'urine soit commencée ; le sujet éprouve un besoin d'uriner extrêmement pénible et tellement impérieux qu'il ne peut y résister.

B. Au moment du premier jet, la miction est douloureuse surtout à cet instant, car pendant toute la durée de l'expulsion des urines, la douleur est légère ou nulle.

C. A la fin de la miction, quand la vessie se contracte pour exprimer les dernières gouttes, le malade éprouve une sensation de chaleur âcre, de constriction au niveau du col avec des irradiations du côté du méat ou du rectum.

Dans de semblables conditions, l'examen à l'aide de la sonde est, on le comprend bien, extrêmement pénible et on ne parvient à franchir le col qu'avec beaucoup de peine et en déterminant les plus vives souffrances.

Cette cystalgie tuberculeuse dont nous venons d'indiquer les caractères répond à une lésion anatomique dont le siège et la nature sont aujourd'hui bien connus.

Elle manque rarement et constitue l'un des points importants du diagnotic si difficile de la tuberculose vésicale.

La valeur diagnostique est encore accrue considérablement par les autres symptômes qui l'accompagnent ou qui l'ont précédée, l'hématurie en particulier. Lorsque des douleurs vésicales, présentant les caractères indiqués surviennent chez un sujet jeune, indemme de toute affection urinaire antérieure, elles doivent éveiller l'attention du chirurgien sur l'existence possible d'une

tuberculose urinaire, si surtout elles ont été accompa-
gnées à un certain moment d'hématurie survenue sans
cause déterminante bien appréciable.

La possibilité d'un calcul vésical peut se présenter à
l'esprit. Envies fréquentes d'uriner, épreintes douloureuses, hématuries, sont des symptômes communs aux
deux maladies. Mais combien les modes d'apparition et
la succession des symptômes sont différents !

Tout est spontané dans la tuberculose vésicale ; les
symptômes se manifestent sans cause occasionnelle, le
repos est impuissant à les modifier. Au contraire, dans
l'affection calculeuse les accidents apparaissent surtout
pendant la marche, sont inévitablement exaspérés par
les fatigues, cessent pendant la nuit et sont toujours
très sensiblement améliorés par le repos. D'ailleurs
l'exploration avec la sonde métallique viendrait bientôt
lever les doutes.

Dans un travail publié récemment dans la Revue de
chirurgie 1882 (n° 6), M. Geffrier, interne de M. le professeur Guyon décrit certaines formes, insidieuses pourrait-on dire, de cystite blennhorragique se manifestant
à une époque tardive, éloignée de l'accident primitif, ce
qui peut en faire méconnaître l'étiologie. Six mois, un
an, deux ans même après la blennhorragie, des récidives de cystite ont put être observées. Deux cas peuvent
se présenter, dit M. Geffrier : ou bien on a vu persister
un peu d'écoulement chronique, un léger suintement de
canal ; ou bien l'urèthre est parfaitement guéri, sa muqueuse parfaitement saine ; mais alors, en interrogeant
le malade avec soin, on apprend qu'il a eu pendant le
cours de sa blennhorragie, à un moment quelconque, une
poussée de cystite. Cette cystite a pu rester très modérée

comme intensité et comme durée, au point de ne pas
avoir attiré particulièrement l'attention du malade qui
a mis la douleur et la fréquence de la miction sur le
compte de son urèthrite ; souvent, si on l'interroge à ce
sujet, le malade raconte qu'il a rendu quelques gouttes
de sang en urinant à une époque quelconque de sa
blennhorragie.

Pour M. Guyon, de pareilles récidives ne sont pas
rares et M. Geffrier cite à l'appui de son travail l'observation d'un malade atteint de cystite blennhorragique qui
avait eu sa dernière blennhorragie plus de deux ans auparavant.

Ici encore, on retrouve les mêmes syptômes : fréquence de la miction, douleur à la fin de la miction, ténesme, absence de fièvre, de symptômes généraux, et si
l'on n'apporte pas à l'interrogatoire du malade tout le
soin voulu, la lésion pourra être méconnue et peut-être
en fera-t-on une vessie irritable, une *irritable bladder*.
L'hématurie qui se produit souvent à la fin de la miction, jointe aux autres symptômes, pourra faire penser à
une cystite tuberculeuse, mais les caractères en sont
différents et nous ne pouvons mieux faire que de ren-
voyer au travail de M. Geffrier où le diagnostic différen-
tiel est longuement et clairement exposé d'après les leçons cliniques de l'hôpital Necker.

Nous relevons seulement une particularité intéressante : il n'est pas très rare, chez les sujets en puissance
de diathèse tuberculeuse, de voir la cystite blennhorragique devenir la porte d'entrée de la tuberclose vésicale,
au même titre qu'une bronchite à frigore peut devenir
le point de départ de la tuberculose pulmonaire dans des
conditions semblables.

Dans ces dernières années, quelques auteurs, pour expliquer ces contractures douloureuses du col, pour lesquelles on ne trouve pas toujours de lésion bien appréciable, ont décrit la fissure du col vésical.

Raisonnant par analogie, ils se sont demandé pourquoi la fissure qui excite la contraction douloureuse secondaire du sphincter anal n'existerait pas au sphincter vésical où l'on observe les mêmes phénomènes.

Acceptée par quelques chirurgiens, M. Tillaux en particulier, cette lésion, il faut le bien dire, est encore pour d'autres auteurs, au nombre desquels nous pouvons citer MM. Guyon et Le Dentu, à l'état d'hypothèse et n'a point encore reçu le contrôle de la clinique.

Un seul de ces auteurs l'aurait constatée chez la femme et encore est-il permis de se demander, après la lecture des procédés d'exploration employés, si cette assertion a bien toute la rigueur scientifique désirable.

Nous empruntons à la Revue des sciences médicales le récit des deux observations où elle aurait été reconnue par Spiegelberg, de Breslau.

Obs. — La malade âgée de 24 ans, souffrait depuis un premier accouchement naturel qui remontait à un an. Les douleurs apparues à d'assez longs intervalles, étaient devenues depuis six mois, beaucoup plus fréquentes et plus pénibles.

Bains de siège, embrocations, antispasmodiques, eau de Wildung, bandage en vue d'une antéversion utérine possible n'avaient pas réussi à soulager la patiente ; bien plus, ce dernier traitement n'avait réussi qu'à augmenter les souffrances. En moyenne, chaque demi-heure, la femme était obligée d'uriner au milieu des douleurs les plus vives. Parfois le jet de la miction se trouvait interrompu, ou même l'évacuation avait lieu par saccades, à cause du ténesme qui persistait encore quelques minutes après.

La vulve et le méat urinaire étaient rouges, le relief formé par l'urèthre était sensible à la pression. Rien du côté de l'utérus qu'un catarrhe modéré du col. Urine claire et limpid э, sauf à la fin où elle se troublait un peu. Sondage très douloureux ; traces de sang sur l'instrument.

En face de tels symptômes il était impossible de songer à une simple névrose ; d'autre part le cathétérisme n'avait pas révélé la présence de calculs, il restait l'hypothèse de petits polypes de la portion supérieure de l'urèthre.

Un dilatateur fut introduit aussitôt ; l'écartement brusque des branches de l'instrument, détermina une vive douleur qui dura peu. Pas trace de polypes.

Dès le lendemain, la patiente déclarait aller mieux, pouvoir se retenir des heures durant, enfin éprouver moins de ténesme au moment de la miction.

Deux jours plus tard, Spiegelberg pratiqua une dilatation encore plus forte avec l'instrument de Busch, puis, immédiatement après, il introduisit profondément dans l'urèthre le spéculum intra-utérin de Jobert. Il aperçut alors à la partie la plus supérieure, du côté droit une plaie longue d'environ 1 centimètre et demi, paraissant granuleuse et ne saignant pas ; elle n'était donc pas d'origine récente. Spiegelberg la toucha avec la pierre infernale.

A la suite de ce traitement, les besoins d'uriner devinrent de moins en moins fréquents ; les douleurs et le ténesme causés par la miction cessèrent. Au bout de cinq jours la femme se trouva guérie.

Quatre mois plus tard, en février 1875, l'auteur eut de nouveau l'occasion d'observer un fait semblable chez une femme qui souffrait depuis deux mois environ et consécutivement aussi à une couche. Frappé du fait que la sonde, après avoir été facilement introduite dans la vessie, mais aux prix de douleurs très intenses, ne pouvait être retirée qu'avec un certain effort, Spiegelberg se souvenant du cas précédent, chloroforma la patiente, dilata brusquement l'urèthre et reconnut de nouveau au spéculum la lésion déjà signalée au côté gauche de la paroi postérieure profonde du canal. L'hémorrhagie fut assez abondante, mais s'arrêta facilement et les résultats du traitement furent aussi satisfaisants que dans le cas précédent.

D'après cet aphorisme bien connu : « naturam morborum ostendunt curationes », il est permis de se demander si, dans le cas présent, il ne faut pas conclure de l'identité du résultat thérapeutique à l'identité de la lésion.

Cette guérison, obtenue par le même traitement que celui de la fissure à l'anus, c'est-à-dire la dilatation brusque, semble confirmer l'opinion avancée par l'auteur.

Mais comment expliquera-t-on les faits où il y a douleur sans contracture ? On ne peut, en outre, s'empêcher de faire cette remarque : comment se fait-il, dans ces cas prétendus de fissure au col vésical, qu'il y ait toujours ou presque toujours de la cystite, alors qu'on n'observe jamais de rectite dans la fissure à l'anus.

Aussi, sans nier d'une façon absolue l'existence possible d'une fissure du col vésical, nous contenterons-nous de faire observer que Spiegelberg conclut peut-être d'une façon trop affirmative et que les conditions, dans lesquelles il s'est placé pour observer, ne sont pas à l'abri de toute critique.

Dans la première observation, en effet, c'est après deux dilatations successives, dont la seconde fut plus forte que la première, que Spiegelberg constate l'existence d'une fissure à l'aide d'un spéculum. Qui oserait affirmer que cette fissure ne peut pas être mise sur le compte de la dilatation brusque et répétée ?

Dans la première observation, la plaie paraissait granuleuse et ne saignait pas, dit-il ; que penser alors de la seconde observation où l'hémorrhagie fut assez abondante ?

On le voit, ces faits, dont l'intérêt ne saurait être

méconnu, ne sont pas encore assez nombreux ni assez confirmés par la clinique pour prendre rang dans la pathologie des voies urinaires.

Il nous a semblé, toutefois, qu'il était intéressant d'attirer l'attention sur ce point, afin que des observations attentives fussent faites, le cas échéant.

Diagnostic.

Il semble que l'exactitude dans le diagnostic acquiert d'autant plus d'importance qu'il est plus difficile à établir.

Cela est surtout vrai pour certaines affections des voies urinaires qui, par les douleurs cruelles dont elles s'accompagnent et la gêne insupportable qu'elles entraînent, réclament d'urgence une intervention thérapeutique. Outre que l'ignorance de la nature exacte de la maladie ne permet pas d'instituer un traitement sagement dirigé et par conséquent profitable au malade, elle décide quelquefois une intervention intempestive qui peut avoir les conséquences les plus fâcheuses. Nous verrons, en effet, en parlant du traitement, qu'on a proposé et pratiqué, pour mettre fin à certaines cystalgies rebelles, des opérations chirurgicales dont la gravité ne saurait être méconnue.

Nous ne pouvons ici retracer complètement le diagnostic de la cystalgie, eu égard à ses causes multiples, aux degrés et aux formes variées sous lesquelles elle se présente. Etant bien plus souvent un symptôme qu'une maladie essentielle, nous nous exposerions à refaire le diagnostic des maladies dans lesquelles on l'observe et par cela même à des longueurs et à des redites. Aussi nous bornerons-nous à esquisser les traits principaux de la question.

En présence d'un malade qui se plaint de souffrir depuis longtemps de la vessie, le médecin, toutes les fois qu'il n'arrive pas à en trouver facilement la cause, doit reprendre le problème avec toutes ses données et se demander si la cystalgie accusée par le malade est liée :

1° A une lésion vésicale ;

2° Symptomatique de l'altération d'un organe voisin ou d'une maladie de l'axe cérébro-spinal ;

3° Si enfin elle n'existe pas seule, si elle n'est pas idiopathique.

Pour répondre à la première question, il devra interroger les antécédents urinaires du malade, la durée et la marche de la maladie ; préciser la nature exacte des douleurs, les moments d'exacerbation et de calme s'il y en a, faire l'exploration directe de la vessie, examiner l'état des urines. Outre le dérangement fonctionnel, l'altération de l'urine et la constatation d'albumine, de pus, de sang, sont des signes habituels d'une altération des reins ou de la vessie. Il faut se rappeler toutefois qu'il est des exemples de cystite survenue dans le cours d'une altération médullaire. Enfin il devra également, et c'est là un point important, tenir compte de l'état général du malade. Celui-ci pourra dans quelques cas lui faire penser à la possibilité d'une cystite tuberculeuse. Les poumons devront être auscultés avec le plus grand soin ; il faudra explorer non moins attentivement les épididymes, la prostate, les vésicules séminales ; le toucher rectal viendra souvent donner des indications précieuses en permettant de constater le degré de consistance et de régularité de la prostate et des vésicules séminales.

Cette exploration de l'appareil génital est des plus importantes, car on voit, dans le plus grand nombre des cas de tuberculose vésicale, la coexistence de la tuberculose génitale, alors que le poumon est le plus souvent indemne.

On peut ajouter que l'inefficacité du traitement local est encore une présomption en faveur de la nature tuberculeuse du mal.

Si malgré cet examen complet de l'appareil vésical, on ne peut arriver à se rendre compte des symptômes accusés par le malade, si surtout on est en face d'un malade névropathique, présentant quelque désordre du système nerveux, il faudra penser à la possibilité d'une affection médullaire et alors diriger l'interrogatoire dans ce sens.

C'est encore là un point que M. le professeur Guyon a clairement indiqué dans ses leçons cliniques (p. 727). « Si vous voulez apprécier à sa juste valeur la signification pathologique de ce symptôme, spasme, ce n'est pas seulement à l'appareil urinaire qu'il faut borner vos recherches, dit-il. Chez les névropathiques et chez un certain nombre de myéliques, la sensibilité du sphincter membraneux s'exagère d'une façon remarquable. Chez ces derniers, vous observerez la contracture et même la contracture douloureuse. Les ataxiques vous offriront l'une des variétés de cette affection singulière qu'on a dénommée *vessie irritable* et que l'on a souvent, à très juste titre, considérée comme une maladie grave. C'est une de ces manifestations anomales de l'ataxie qui peut s'ajouter à cet ensemble remarquable de viscéralgies si bien étudiées par le professeur Charcot ; manifestations anomales auxquelles d'autres symptômes que vous êtes habitués à classiquement relever dans l'ataxie, doivent tôt ou tard, souvent très tard, donner toute leur signification séméologique. Elles pourront fort longtemps déjouer votre observation, parce qu'elles se seront montrées tout d'abord sans le cortège symptomatique habituel des lésions médullaires. »

Ces faits, aujourd'hui nettement établis, devront être présents à l'esprit du chirurgien et serviront souvent à le guider au milieu du complexus symptomatique présenté par le malade.

Les phénomènes douloureux sont-ils observés chez une femme, il faut alors explorer les organes du bassin qui sont en connexité anatomique et pathologique si intime avec l'appareil vésical, s'assurer de l'état de l'utérus, de ses annexes, songer même à l'existence possible d'une tumeur périutérine, hématocèle, kyste ; le toucher vaginal aid ra au diagnostic.

Nous ne parlons pas ici du toucher vésical, avec dilatation préalable, préconisé par les auteurs anglais et américains, nous verrons en parlant du traitement ce qu'il faut penser de cette méthode.

L'exploration de ces organes peut sembler longue et superflue, mais c'est le moyen le plus sûr d'éviter une erreur de diagnostic et d'instituer un traitement rationnel.

En signalant, après les auteurs, la possibilité de ce retentissement douloureux des affections utérines sur la vessie, nous ne prétendons nullement affirmer que c'est là une règle absolue ; la clinique fournit journellement les preuves du contraire.

Enfin il peut arriver dans quelques cas, heureusement assez rares, que l'ensemble des symptômes soit assez mal caractérisé pour laisser l'incertitude, et alors on se trouve conduit, en procédant par élimination, à songer à la possibilité d'une cystalgie idiopathique.

En général, on la rencontrera chez des sujets débilités, impressionnables, dont le système nerveux a déjà présenté d'autres troubles névralgiques. La mobilité des symptômes en est un des caractères particuliers. On tiendra également compte de la marche irrégulière et en quelque sorte intermittente ou capricieuse des accidents qui souvent cessent, reparaissent, augmentent ou diminuent sans cause appréciable. Les phénomènes douloureux ne sont pas toujours continus ; c'est par accès que l'on voit se manifester d'abord les besoins fréquents d'uriner, les difficultés et la douleur pour les satisfaire.

En général ces accidents ne réagissent que peu sur la santé et lorsqu'ils cessent, le malade rentre dans ses conditions habituelles. On ne peut rien préciser quant à la fréquence, à la durée de ces accès ; ils sont quelquefois réguliers, presque périodiques. En général, ils sont d'autant plus rapprochés et plus longs que la maladie est plus ancienne.

Presque jamais on n'observe de fièvre, malgré la violence ou l'opiniâtreté des douleurs et alors même que le malade s'amaigrit d'une manière sensible.

En résumé, le diagnostic de la cystalgie simple ne peut se faire que par élimination. Se rappelant que la cystalgie est ordinairement en corrélation pathogénique

avec quelque autre altération de nature inflammatoire
ou organique, on devra s'attacher à déterminer avec
précision les conditions dans lesquelles elle se sera développée, de manière à en tirer, en connaissance de cause
les indications du traitement.

Pronostic.

Presque toujours symptomatique, il est difficile de
préciser la valeur pronostique de la cystalgie. Elle est
intimement liée à la cause qui provoque celle-ci. Variable
dans son degré, dans sa forme, elle l'est également dans
sa marche, en raison des complications qui peuvent déjà
exister d'avance et de celles qui surviennent presque
toujours avec le temps. En faisant abstraction des modi-
fications que la coexistence d'une lésion des organes
génito-urinaires peut apporter à son caractère, on peut
dire que les accès deviennent plus forts, plus rapprochés
à mesure que les complications se manifestent aussi
bien que par le fait seul de leur durée. A l'état nerveux,
c'est-à-dire aux symptômes qui ne peuvent être rappor-
tés à aucune lésion organique appréciable, se joignent
fréquemment les signes d'un catarrhe ou de toute autre
altération de la vessie.

Dans les cas extrêmes, le ténesme est tel que les
malades ne peuvent rester en repos ; à chaque instant on
les voit se lever pour uriner et se consumer en efforts ;
mais à peine quelques gouttes d'urine ont-elles passé le
col vésical que surviennent des épreintes convulsives

qui forcent les malades à se retenir. Ces symptômes locaux si pénibles ne sont pas les seuls que présentent ces malades, les phénomènes généraux ne sont pas moins importants. La santé générale s'altère rapidement, en même temps que les fonctions digestives languissent.

C'est alors que peuvent se montrer les troubles digestifs dont M. le professeur Guyon a si bien précisé l'importance clinique. Convaincu, dit-il, de l'étroite connexité qui unit les troubles digestifs et la fièvre urineuse, le clinicien s'efforcera de prévoir ou d'empêcher l'apparition de cet ennemi de l'intervention chirurgicale. On se rappellera que, soumis à l'intervention chirurgicale, les cachectiques urinaires succombent rapidement.

Un phénomène qui mérite d'attirer l'attention, c'est la modification profonde que cet état imprime au moral des malades ; ils ont une tendance très marquée à l'hypocondrie, ils s'isolent volontiers et sont sans cesse préoccupés des souffrances que va occasionner la miction prochaine.

Le séjour forcé de l'urine, la congestion continuelle de la vessie entraînent tôt ou tard une inflammation de la muqueuse ; les organes sécréteurs eux-mêmes finissent par être intéressés. Les reins sont le siège de congestions répétées, puis de poussées inflammatoires plus ou moins vives ; plus tard enfin ces néphrites arrivent à la suppuration et entraînent avec elles des symptômes généraux extrêmement graves.

Au milieu d'un ensemble symptomatique aussi complexe, il devient souvent impossible de reconnaître une névralgie primitive de la vessie, à moins que les malades ne retracent avec plus de précision qu'ils n'ont l'habitude de le faire l'h istoire du début et des progrès de leur affect

Et alors même qu'elle existerait, indépendante de toute lésion organique, si elle ne menace pas immédiatement l'existence, elle la rend insupportable par la ténacité et la répétition incessante des crises douloureuses.

Traitement.

Pour combattre un état aussi pénible, ne laissant aux malades qui en souffrent ni trève ni repos et amenant à la longue une altération si profonde dans leur santé générale, quelquefois même dans leurs facultés intellectuelles, la thérapeutique a multiplié ses moyens, et même fait appel aux ressources de la chirurgie. Comme dans toutes les affections difficiles à guérir, ce n'est pas le nombre des moyens proposés qui fait défaut. Chaque méthode compte des succès. Chacune d'elle aussi a subi des revers, c'est dire qu'il n'est pas un de ces traitements à employer à l'exclusion des autres.

La précision dans le diagnostic de la cause permettra de faire un choix entre les moyens thérapeutiques qu'il faut employer et ceux dont il faut s'abstenir.

Traitement médical.

On devra tout d'abord, ne tenant compte que de l'élément douleur, indépendamment de la cause, s'adresser aux nombreux médicaments calmants, et ici, comme dans toutes les affections douloureuses, c'est au chloral, au bromure et aux opiacés qu'il faudra avoir recours ; parmi ces derniers, nous croyons qu'il faut donner la préférence à la morphine. On l'administrera en potions, en suppositoires ou mieux en injections sous-cutanées.

Cette appréciation est le résultat de très nombreuses observations faites dans le service de l'hôpital Necker où nous avons vu des malades, qui continuaient à souffrir en dépit du chloral ou du bromure, être promptement et sûrement calmés dès les premières doses de morphine. Elle paraît avoir une action élective spéciale dans les affections douloureuses des voies urinaires.

La cystalgie n'est-elle que le fait dominant au milieu d'accidents aussi variés dans leur forme que dans leur intensité et reconnaissant pour cause l'hystérie ou la névropathie, il y aura là une double indication à remplir.

En effet, indépendamment des causes locales qui peuvent provoquer ou entretenir une névralgie, il y a des causes générales, constitutionnelles, inhérentes à l'organisme lui-même qui dominent en quelque sorte tous les actes morbides et qu'une thérapeutique bien instituée ne doit point négliger. C'est contre cette susceptibilité exagérée du système nerveux, si commune chez la femme, qui donne lieu aux troubles névropathiques les plus variés, qu'on utilisera avec avantage le fer, le quinquina, et surtout l'hydrothérapie.

Enfin, on ne devra pas oublier que certaines causes d'un ordre plus élevé dans la hiérarchie pathologique, peuvent entretenir cet éréthisme nerveux qui se traduit par des accidents névralgiques, nous voulons parler des maladies constitutionnelles, diathésiques, de l'arthritisme, de la goutte, etc. Il y aurait là de nouvelles indications thérapeutiques.

Traitement chirurgical.

Si l'examen attentif des symptômes fournis par l'observation du malade fait penser que la névralgie a sa raison d'être dans quelque trouble local, c'est à modifier cet état qu'il faudra diriger ses efforts.

Certaines formes de la névralgie du col sont beaucoup améliorées et peuvent être guéries par l'emploi persistant du froid sous forme de lavements, de bains de siège ; ce sont sans doute celles qu'engendre un état congestif permanent. Pour donner tout ce qu'on en peut attendre, cette médication exige une grande persévérance et doit être prolongée pendant longtemps.

Le cathétérisme simple était, avec les injections d'eau froide dans la vessie, le mode de traitement préconisé par Civiale contre les névralgies du col vésical. On espérait ainsi, par le contact répété d'un corps étranger, émousser la sensibilité de la muqueuse et faire disparaître peu à peu la névralgie. Outre que nous croyons peu à l'efficacité de ce traitement, il ne faut pas oublier que beaucoup de malades éprouvent au contact de la sonde une douleur si violente qu'ils toléreront difficilement une seconde introduction.

L'électricité employée sous forme de courants continus a été conseillée par quelques auteurs.

Les révulsifs à la région hypogastrique : cautères, pointes de feu, etc. M. Le Dentu conseille l'injection sous-cutanée de cinq gouttes d'une solution de nitrate d'ar-

Gergaud.   4

gent au quart, dans la région hypogastrique. Cette injection est toujours suivie de la formation d'un petit abcès qu'on doit ouvrir par une ponction avec le bistouri au commencement ou dans le cours du cinquième jour. Il rapporte l'observation d'un malade atteint de tuberlose testiculaire qui souffrait en même temps d'une névralgie intense du col de la vessie et qui fut très soulagé par cette application spéciale de la méthode de Luton (de Reims).

Les succès obtenus à l'aide des instillations de nitrate d'argent dans le traitement de la cystite du col par notre maître M. le professeur Guyon autorisent et commandent presque de semblables essais.

Les effets de la cautérisation peuvent être ainsi plus facilement mesurés qu'avec le porte-caustique de Lallemand.

L'observation d'une malade de M. Gueneau de Mussy, rapportée dans le Bulletin de thérapeutique 1870, est à ce point de vue très intéressante :

« Il s'agit d'une jeune femme ayant eu deux mois auparavant un accouchement laborieux ; bientôt après elle eut de la dysurie, puis des envies fréquentes d'uriner avec douleur extrêmement vives ; l'urine était trouble et contenait du sang et des leucocytes ; d'ailleurs pas de calcul. — M. Gueneau de Mussy diagnostiqua : cystite du col avec uréthrite d'origine traumatique et se rattachant aux circonstances de l'accouchement. Ayant demandé l'avis de M. Voillemier, celui-ci diagnostiqua : fissure, et proposa la dilation brusque qui lui avait donné un succès immédiat chez une malade analogue.

« M. Gueneau de Mussy voulut essayer auparavant les injections d'azotate d'argent. Après quatre ou cinq jours

la douleur avait notablement diminué ; l'urine redevint
normale et après quinze jours de traitement la guérison
était définitive. »

Quand, en dépit de ces traitements, le spasme douloureux continue, il devient lui-même une complication de
la maladie première qui en est la cause ; sous l'influence
d'une irritation prolongée, les fibres du sphincter ne se
contractent plus seulement d'une façon irrégulière, mais
arrivent à l'état de contracture. Il est bien rare du reste
que l'inflammation n'amène pas une contracture plus ou
moins prononcée du sphincter de la vessie. Nous avons
dit la difficulté toujours grande et parfois l'impossibilité
absolue de séparer des affections presque constamment
réunies dans la pratique. Cystite et contracture du col
ne font qu'un pour beaucoup de chirurgiens.

Dans sa thèse, M. Laforest attribue une origine pure-
ment inflammatoire à cette forme de cystite du col qui
présente des phénomènes douloureux très pénibles, des
accidents de spasme et de contracture qui tourmentent
particulièrement les malades. Quoi qu'il en soit, nous
pensons que le plus souvent c'est la contracture du
sphincter vésical qui occasionne les souffrances et c'est
aussi l'opinion émise dans deux thèses récentes (Sac-
keel : De la contracture douloureuse du col de la vessie,
th. 1874 ; et Sebeaux : Essai sur les contractures du col
de la vessie, th. 1876.)

C'est alors au sphincter lui-même qu'il faut s'adresser.

Dilatation forcée du col vésical.

Frappés des bons résultats obtenus dans les cas de
contracture douloureuse du sphincter anal, par la dila-

tation forcée, les chirurgiens ont songé à appliquer ce même traitement au sphincter vésical.

Cette méthode avait déjà été employée très ancienne-ment, car, dit M. Le Dentu, on retrouve dans Marianus Sanctus le dessin d'un instrument à deux branches articulées comme des ciseaux, construit en vue de faire cesser le spasme du col produit par le froid et ayant amené une rétention d'urine.

« Rostrum arcuatum appello a similitudine rostri ani-« malis.... tantæ esse debet longitudinis quanta ut « ipsius mentulœ elongatio, ad hoc ut collum vesicæ « explicet dilatando ». (Marianus Sanctus Barolitonus. *De lapide vesicœ*, etc. 1540, p. 65.)

Appliquée dans quelques cas exceptionnels chez l'homme, bien plus souvent que chez la femme, cette méthode de dilatation brusque et forcée a donné des résultats très variables, et la cause doit en être cherchée dans ses indications peu précises.

Nous donnons ici le résumé d'observations que nous avons traduites de journaux anglais et américains et auxquelles on pourrait en général reprocher d'être trop brèves, ce qui ne permet pas de discuter l'opportunité de l'intervention chirurgicale.

Essais classiques par Pridgin Teale, sur le traitement de l'irritabi-lité vésicale chez la femme, par la dilatation du col de la vessie.
(The Lancet, 1876.)

I. — Mme X...., souffre d'une vessie irritable ; douleurs vives, l'urine contient du mucus sanguinolent.

. Dilatation de l'urèthre afin de rechercher s'il y a un polype, une tumeur ou un ulcère. Le doigt ne fit rien découvrir, mais l'opération eut pour résultat de faire cesser les symptômes et peu de temps après la malade quitta l'hôpital guérie.

II. — Mme P..., souffrant de douleurs et d'envies fréquentes d'uriner depuis trois ans. La dernière année, la douleur vésicale était extrêmement pénible, la miction se faisait toutes les heures, souvent plusieurs fois par heure.

10 février 1871. Dilatation du col de la vessie, douleurs vives pendant les vingt-quatre heures qui suivent l'opération, probablement par déchirure de l'urèthre.

Le 13. A uriné trois fois seulement dans la nuit.

8 mars. Est mieux qu'elle n'a été depuis deux ans ; souffre très peu, retient ses urines pendant deux heures.

27 avril. A peine de douleur, urine seulement trois fois la nuit au lieu de six ou sept fois.

4 février 1873. La malade est tout à fait guérie. Elle passe une nuit entière sans éprouver le besoin de vider sa vessie, éprouve quelquefois un peu de douleur aux époques menstruelles.

III. — F. T..., âgée de 12 ans, souffre depuis six mois d'envies très fréquente d'uriner ; elle est contrainte d'uriner sept à huit fois par heure ; l'urine est saine.

8 février 1871. On chloroforme la malade. L'exploration de la vessie ne fait pas constater de calcul ; dilatation de l'urèthre et du col de la vessie.

Pendant la semaine qui suivit, la fréquence de la miction tomba à à cinq ou six fois en vingt-quatre heures.

Le 21. La malade urine trois ou quatre fois par jour.

IV. — Mme H..., souffre depuis sept ans de vessie irritable ; douleurs vives, urine toutes les heures pendant le jour et huit ou dix fois pendant la nuit.

Quelquefois elle urine du pus ; il y a cinq ans elle a pissé du sang. Tous les remèdes étant demeurés sans résultat, on chloroforme la malade et on fait la dilatation.

Un an après la malade demeure guérie.

V. — Malade âgée de 51 ans, souffrant depuis six mois de douleurs vives chaque fois qu'elle urine. L'urine est saine, pas de calcul, pas de tumeur vasculaire de l'urèthre,

11 avril 1871. M. Scattergood dilate l'urèthre et le col de la vessie jusqu'à ce qu'il puisse introduire l'index. Diminution notable de la douleur ; un peu d'incontinence d'urine pendant quelques jours.

25 juillet. La malade va bien.

VI. — Amélia C..., âgé de 28 ans, se plaint de vives douleurs en urinant sept ou huit fois la nuit; elle a consulté plusieurs médecins pour son irritabilité vésicale et fait beaucoup de remèdes sans résultat. Elle souffre depuis un an.

M. Horsfall dilate l'urèthre avec le dilatateur Weiss, jusqu'à ce qu'il puisse introdure l'index. La nuit de l'opération la malade n'urina qu'une seule fois, et la nuit suivante elle ne fut pas troublée, ce qu'elle n'avait pas eu depuis vingt mois.

Huit mois après elle n'avait pas eu de rechute et avait engraissé, tandis qu'avant l'opération elle était pâle et amaigrie.

VII. — Anna M..., âgée de 40 ans, domestique, a demeuré plusieurs années à New-York et joui d'une bonne santé jusqu'en 1869, époque où elle commença à souffrir d'un besoin fréquent d'uriner et de douleurs vives au moment de la miction.

Elle fit plusieurs traitements sans résultat. Venue en Angleterre en avril 1871, elle alla mieux pendant quelque temps, mais les symptômes précédents reparurent bientôt avec plus de violence. La santé générale était mauvaise. A plusieurs reprises elle avait uriné du sang en grande quantité.

M. Seaton trouva l'utérus sain, dans sa situation normale ; pas de calcul dans la vessie ; l'urine ne contenait ni mucus, ni albumine.

15 juillet 1872. La dilatation fut pratiquée avec le dilatateur de Weiss et fut suivie pendant quelques jours d'incontinence d'urine. Huit jours après elle quittait l'hôpital et quinze jours plus tard elle pouvait dormir toute une nuit sans être dérangée.

Au mois d'octobre elle fit savoir à M. Seaton qu'elle demeurait guérie.

VIII. Irritabilité vésicale et vaginisme, datant de onze ans, guéris par la dilatation.

M. Robson, dit Pridgin Teale, m'a fait parvenir les notes sur le cas suivant :

Mrs W..., 37 ans, souffre depuis longtemps des voies urinaires et a consulté en vain.

Elle raconte que depuis une craniotomie, pratiquée il y a onze ans, elle n'a cessé de souffrir d'un spasme très intense du vagin qui empêchait le coït, et d'un besoin fréquent d'uriner, n'ayant jamais été capable de retenir ses urines plus d'une heure, excepté la nuit. L'examen montra un vaginisme très prononcé ; l'index était introduit avec grande précaution et non sans une vive douleur. L'utérus était sain, la vessie également, mais les bords de l'orifice uréthral étaient saillants et épaissis.

On chloroforma la malade et la dilatation fut pratiquée avec l'instrument, puis avec le doigt.

Elle eut de l'incontinence pendant quelques jours, puis elle s'améliora promptement et un mois après elle avait retrouvé la santé et la gaieté.

IX. Irritabilité vésicale guérie par la dilatation, par M. Edward Atkinson.

Mrs R..., souffrait depuis longtemps d'hémorrhoïdes et de besoin fréquents d'uriner avec une douleur excessivement vive. Plusieurs traitements avaient été essayés en vain. Pensant que l'irritation de la vessie dépendait des hémorrhoïdes, on conseilla de faire l'ablation. Cet avis fut repoussé par le malade dont la santé continua à s'altérer profondément en raison de ses souffrances.

La dilatation fut enfin pratiquée et à partir de ce moment elle s'améliora lentement. Les hémorrhoïdes disparurent et la santé générale devint meilleure.

X. — Cruelle irritabilité vésicale datant de plusieurs années, améliorée par la dilatation par M. C. Smith.

Mrs H... avait de l'hématurie et une grande irritabilité vésicale. L'urine contenait des caillots sanguins, était rendue par petite quantité à la fois, très fréquemment, et toujours avec douleur.

Cette femme était enceinte. Elle souffrait depuis plusieurs années, mais les hématuries étaient survenues depuis dix-huit mois. Tous les traitements étaient demeurés sans résultat. Le toucher vaginal, faisait constater, à la pression de la vessie, un point douloureux, un peu à droite de la ligne médiane ; le cathéter pressé sur ce point provoquait une vive douleur et en le retirant, un suintement sanguin avait lieu.

La morphine calma bien un peu les douleurs, mais les envies fréquentes d'uriner persistèrent.

3 janvier 1875. Elle accouche d'un enfant bien portant.

14 avril. L'accouchement n'a pas modifié son état. Il lui faut uriner toutes les dix minutes, le jour comme la nuit, avec douleur et effort. Si elle essaie de retarder la miction, la douleur est extrême. Cette femme est amaigrie et affaiblie par la souffrance.

La dilatation est faite, sous le chloroforme, le doigt introduit dans la vessie qui est très contractée et à peine du volume d'une noix. A l'endroi qui avait été noté dans les examens précédents comme étant douloureux, on sent une légère saillie avec induration (est-ce un ulcère ?), pas de pierre, pas de polype.

L'urine s'écoula librement sans douleur ; la santé devint meilleure. J'espérais que la vessie s'accroîtrait en capacité, il n'en a rien été et la malade se trouve dans l'alternative ou d'uriner fréquemment ou de voir l'écoulement se produire involontairement.

Il ne faudrait pas croire cependant que cette malade n'a rien gagné à l'opération ; les douleurs et le spasme ont cessé, et tandis qu'auparavant elle était obligée d'uriner avec douleur à chaque minutes du jour et de la nuit, elle peut maintenant dormir et se livrer à ses occupations.

La vessie est restée sensible et saigne encore quelquefois, preuve que la maladie vésicale existe encore. Mais je suis porté à croire que l'irritabilité prolongée de la vessie peut arriver à produire les mêmes désordres du côté du rein, que ceux que l'on observe dans les cas de vieux calculs ; aussi je crois que dans le cas présent, en permettant le libre écoulement de l'urine, nous avons écarté un danger pour la vie de cette malade.

(*The american of obstetrics*, 1880.)

XI. — Le Dr Forster Jenkins rapporte l'observation d'une jeune fille, souffrant d'irritabilté de la vessie au point d'être obligée d'uriner vingt ou trente fois dans le cours d'une seule nuit et autant pendant le jour. Il l'examina, trouva l'urèthre rétréci et pratiqua la dilatation avec une épingle à cheveux (hair-pin), le seul instrument qu'il eût sous la main. L'irritabilité cessa aussitôt.

XII. — Le Dr H. Nicoll rapporte l'observation d'une jeune fille âgée de 20 ans, qui, à la suite d'un refroidissement, commença à souffrir d'un besoin très fréquent et très indispensable de vider sa vessie. Elle était depuis quelque temps obligée d'uriner toutes les demi-heures ou toutes les heures ; la vie était un fardeau pour elle.

L'examen de l'urine donna un résultat négatif.

L'examen de la vessie ne fit rien découvrir qui pût expliquer ce trouble, si ce n'est un point douloureux vers le milieu de l'urèthre.

La dilatation fut faite largement et presque aussitôt l'amélioration eut lieu.

Un mois après la malade allait bien et avait retrouvé la santé et la gaieté.

Dans la *Lancette* (1875), Christopher Heath publie un article, d'ailleurs assez court, dans lequel il dit que, sans le savoir, il a imité la conduite de Pridgin Teale dans les cas de miction douloureuse où les autres moyens avaient échoué. Dès l'année 1873 ce chirurgien a employé la dilatation avec des résultats variables, sans avoir jamais vu survenir de complications. L'incontinence qui a, dans quelques cas, suivi l'opération, n'est jamais devenue permanente.

« Mon idée, dit-il, était que dans quelques cas il y avait une fissure de la membrane muqueuse analogue à la fissure de l'anus, mais je n'ai *jamais été capable de le prouver*, bien que la dilatation rapide produisit invariablement une déchirure dans la portion sous-pubienne de la membrane muqueuse, qui pouvait dans quelques cas, être la continuation de la fissure... »

L'auteur commence en général la dilatation à l'aide d'une pince ordinaire à polype mais ne la pousse jamais au delà de l'introduction d'un seul doigt, excepté dans les cas où il a voulu appliquer un traitement topique dans la vessie de la femme. Dans les cas de cystite chronique avec urine purulente Cristopher Heath, ayant senti avec le doigt un état ulcéré de la membrane muqueuse, introduit dans la vessie, à l'aide d'un spéculum uréthral, un pinceau trempé dans une solution forte de nitrate d'argent (1/4). Il n'aurait jamais vu survenir d'accident à la suite de ce traitement, qu'il nous est difficile d'apprécier à sa juste valeur, aucune observation n'accompagnant cette note. Le résultat dans beaucoup de cas aurait été de rendre l'urine acide et claire dans les 24 heures ? Le même procédé a été mis en pratique par Simon (de Heildelberg).

M. Longuet dans un mémoire très intéressant sur la dilatation de l'urèthre chez la femme, publié dans les

Annales de gynécologie (1874), rapporte une observation de contracture douloureuse de l'urèthre où la dilatation pratiquée par M. Reliquet fut suivie de guérison; nous la résumons brièvement.

XIII. — Contracture douloureuse de l'urèthre, traitée par la dilatation forcée, pendant le chloroforme. Guérison.

Mme X..., 30 ans, anémique, a eu sa dernière grossesse il y a dix ans. Cette femme souffre depuis huit mois de douleurs extrêmement vives toutes les fois qu'elle urine. A chaque miction, il se produit une douleur si vive, qu'il y a cri, et cette sensation cuisante se continue après la miction pendant cinq à dix minutes. Au moment des règles ces douloureuses épreintes sont encore plus vives.

Les envies d'uriner ont lieu toutes les heures, mais la malade essaie de se retenir le plus possible et boit très peu. Les urines sont acides et à peine troublées par un léger nuage; à l'examen des parties génitales, on constate un développement variqueux des veines du méat urinaire et un peu de rougeur. L'urèthre donne la sensation d'un cordon dur sur la paroi antérieure du vagin. L'utérus est sain.

Tous les calmants habituels ayant été employés sans résultat, M. Reliquet chloroforma la malade et fit une dilatation forcée de l'urèthre de plus de 2 centimètres et demi ; le doigt introduit dans la vessie ne fit rien découvrir.

Dès la première miction, la malade constate un changement dans la douleur qu'elle éprouve. C'est une cuisson semblable à celle donnée par une plaie subitement irritée; mais ce n'est pas cette violente douleur d'épreinte qui arrachait des cris à la malade. Dès que la miction est terminée, la douleur cesse.

Trois jours après la malade urinait sans douleur et depuis il n'y a pas eu le moindre trouble dans cette fonction.

Il n'y a pas eu d'incontinence consécutive.

On pourrait conclure, de la lecture des observations précédentes, en apparence choisies pour les besoins du sujet, que la dilatation brusque de l'urèthre chez la femme est une opération toujours bénigne à laquelle on peut avoir utilement recours, dans la plupart des cas.

Cette affirmation serait exagérée. Si la dilatation brusque est en général une opération inoffensive, si même dans bon nombre de cas elle a un heureux résultat, il faut ajouter qu'il est aussi des cas où elle n'a aucunement modifié la situation et où même elle a été suivie d'accidents graves.

Le même auteur, Pridgin Teale, auquel nous avons emprunté une partie des observations précédentes, nous donne, dans une autre de ses leçons (*The Lancet* 1875) trois observations suivies de mort :

La première est celle d'une malade qui, dit-il, était minée par les souffrances de plusieurs années.

L'opération lui procura un soulagement notable, mais l'état général s'aggrava promptement et elle mourut au bout de cinq semaines. — A l'autopsie on reconnut que la vessie était saine, mais que le pus contenu dans l'urine provenait du rein.

Le second cas appartient à M. Wheelhouse ; une enfant âgée de 4 ans avait été guérie un an auparavant par cette opération, l'introduction du doigt dans la vessie, dans le but de l'explorer, avait fait cesser les symptômes dont l'enfant souffrait. Un an plus tard l'enfant était ramenée à l'hôpital avec rechute des symptômes vésicaux ; l'opération fut répétée cette fois comme moyen de guérison.

Deux jours après l'enfant mourut.

L'autopsie montra la vessie saine, et comme dans le cas précédent, le pus contenu dans les urines provenait d'un rein malade.

On peut regretter que cette observation ne fasse pas mention de l'état dans lequel on trouva l'urèthre de cette enfant après l'introduction du doigt.

« Le troisième cas malheureux rapporté par Pridgin Teale, est celui d'une jeune femme très affaiblie par les souffrances vésicales. L'introduction du doigt trouva la vessie contractée, du volume d'un large dé. Elle mourut dans l'espace de quelques jours et cette fois encore on trouva un rein suppuré. »

Loin de voir dans ces cas malheureux un argument contre l'opération, Pridgin Teale en tire une conclusion contraire. Ils prouvent, selon lui, qu'on ne doit pas laisser l'état de ces malades s'aggraver d'année en année, au point qu'une opération relativement insignifiante puisse éteindre ce qui reste de vitalité. Il se demande même, avec M. Smith, si la maladie du rein ne peut pas être la conséquence de l'irritation vésicale prolongée.

Sans parler de ces cas, heureusement très rares où la dilatation brusque s'accompagne d'accidents graves, il en est un certain nombre où elle n'a eu qu'un résultat momentané.

L'observation X nous en fournit un exemple.

Une autre malade, n'ayant point éprouvé de soulagement à la suite d'une première dilatation faite par le docteur Bell, fut soumise à une seconde opération dans laquelle on alla jusqu'à introduire trois doigts dans l'urèthre. Il en serait résulté une amélioration légère et alors que la malade urinait tous les quarts d'heure avec des gémissements, elle n'était plus dérangée que cinq ou six fois la nuit.

Dans deux autres cas, ajoute Pridgin Teale, l'opération fut répétée et ce n'est que par hasard que les malades ont de petites crises douloureuses avec une fréquence plus grande de la miction.

Il est enfin des cas assez nombreux où cette opération n'a modifié en aucune façon l'état des malades ; on peut regretter que les auteurs anglais qui préconisent très haut cette méthode, entrée aujourd'hui dans leur pratique journalière, n'aient pas jugé à propos de publier également les insuccès qu'ils ont dû très certainement avoir dans un certain nombre de cas. Il eût été ainsi plus facile d'apprécier cette méthode à sa juste valeur.

Après avoir obtenu quelques succès, M. Le Dentu échoua complètement sur une malade de l'hôpital Saint-Louis, malgré une chloroformisation qui avait permis de faire la dilatation dans d'excellentes conditions. Il y eut même à la suite de cette distention forcée du col une réaction inflammatoire intense. Les crises douloureuses ne tardèrent pas à se reproduire avec les mêmes caractères et la malade quitta l'hôpital à peu près dans le même état qu'au moment de son entrée.

Nous trouvons dans la thèse de M. Sockecl, l'observation détaillée d'une malade âgée de 55 ans, qui du 28 juillet 1874 au 10 février 1875 demeura dans le service de M. Tillaux pour y être soignée d'une cystalgie rebelle avec mictions fréquentes et doulours atroces. Deux cautérisations avec le porte caustique de Lallemand n'eurent d'autre résultat que d'exaspérer les douleurs.

Quatre dilatations successives n'apportèrent à la malade qu'un soulagement insignifiant.

Notre maître, M. le professeur Guyon, nous a rapporté l'observation de deux malades observées en ville, chez lesquelles la dilation brusque de l'urèthre pratiquée chez l'une d'elles par un chirurgien américain n'avait amené aucun bénéfice. La seconde de ces malades, chez laquelle on avait en vain essayé la dilatation de l'urèthre

et même la dilatation de la vessie par les injections for-
cées, fut complètement guérie par le traitement régulier
de sa cystite.

Plus intéressante encore est l'observation d'une malade dilatée par M. Dolbeau, à l'aide de son dilatateur
périnéal, pour une cystalgie rebelle. N'en ayant obtenu
aucun bénéfice, cette malade venait deux ans après consulter M. Guyon qui, ne trouvant que des symptômes
de cystite, essaya, sans grand résultat, un traitement
approprié. Quatre ans plus tard M. Broca appelait en
consultation son collègue M. Guyon pour l'aider à pratiquer l'opération de la taille chez cette malade. La taille
urèthrale pratiquée permit d'extraire un calcul phosphatique. C'est avec intention que nous signalons la nature du calcul, qui vient en quelque sorte attester la
lésion vésicale.

Chez l'homme la dilatation brusque du col vésical a
été très rarement employée.

M. Tillaux a fait construire dans ce but un dilatateur
ayant la forme d'un cathéter terminé par quatre valves
dont on peut produire l'écartement sur place, à l'aide
d'un mécanisme particulier.

La dilatation lente et progressive par les cathéters
Beniqué aurait donné quelques bons résultats.

Le Dr Physick (de Philadelphie) s'est servi dans le
même but d'un dilatateur en baudruche qu'il injecte
après l'avoir introduit.

En présence de résultats aussi contraires et des appréciations différentes des auteurs compétents, sur la valeur de
la dilatation, il nous est difficile de formuler une opinion.

Cette question comporte, en effet, plusieurs points difficiles à résoudre. Et d'abord cette intervention opératoire ne s'adresse qu'à un symptôme dont les causes sont extrêmement variées, aussi la conséquence est-elle que l'opération ne réussit pas dans chaque cas et quelquefois même échoue entièrement.

En second lieu, on n'a point encore établi une règle pour guider les chirurgiens dans le choix exact des cas auxquels l'opération est applicable.

Nous pensons cependant qu'il conviendra de s'abstenir toutes les fois qu'on soupçonnera une lésion des reins. L'altération de la santé générale, les troubles digestifs, la douleur résultant de la palpation à la région lombaire, la polyurie trouble, la présence d'une certaine quantité de pus dans l'urine sont autant de raisons qui doivent rendre le chirurgien très prudent. Un traumatisme, même léger, qui passerait inaperçu chez un individu sain peut avoir ici les plus terribles conséquences et nous en trouvons la preuve dans les observations de Pridgin Teale.

Ces réserves étant faites, il n'en reste pas moins que la dilatation brusque de l'urèthre a été essayée dans bon nombre de cas, qu'elle a réussi et par cela même elle mérite d'être prise en considération. Sa justification se trouve encore dans ce fait qu'on n'y a recours que dans les cas désespérés, rebelles, où toutes les autres méthodes connues de guérison ont échoué.

Rappelons que tous les auteurs sont unanimes à recommander l'emploi du chloroforme pour pratiquer cette opération. Sans le sommeil dû aux anesthésiques, dit M. Simonin, la douleur provoquée par la dilatation rapide est considérable et ne permettrait pas en général d'opération sérieuse et de longue durée.

Il est intéressant de noter que ce n'est pas seulement
dans les cas où la douleur, l'irritabilité vésicale sont liées
à une lésion de l'urèthre ou de la vessie, qu'elle a donné
de bons résultats, mais aussi dans ceux où elles dépen-
dent d'origine réflexe ou de l'altération d'un organe voisin. Dans les Bulletins de la Société de chirurgie (1881),
M. Terrillon dit avoir obtenu de très bons effets de la
dilatation brusque de l'urèthre chez une femme de cinquante ans atteinte d'un cancer utérin, qui provoquait
des douleurs atroces pendant la miction et qu'aucun
moyen ne parvenait à soulager.

M. Richet propose le même mode de traitement contre
l'affection qu'il désigne sous le nom d'hémorrhoïdes
uréthrales.

L'objection qui pourrait être faite sur la possibilité
d'une incontinence d'urine consécutive n'est pas fondée,
disent la plupart des chirurgiens qui ont recours à ce
moyen. On sait, en effet, qu'elle est bien rarement
observée, au moins d'une façon permanente, chez les
femmes qui ont été soumises à une dilatation quelquefois
très grande de l'urèthre pour l'extraction d'un calcul.

N'ayant à envisager que le résultat, nous ne donne-
rons point ici la description détaillée des différents procédés de dilatation, des instruments employés, des
limites de la dilatabilité chez la femme fixées par la plupart des auteurs à 25 ou 30 millimètres de diamètre environ.

On trouvera un exposé très complet de la question
dans les récents traités de pathologie urinaire et dans
deux mémoires très intéressants de M. Simonin, professeur de clinique chirurgicale à Nancy (*Bulletin de thé-*

rapeutique, 1873, et *Société de chirurgie*, 1881), et de
M. Longuet (*Annales de gynécologie*, 1874, t. I, p. 216).

Dépression de la lèvre inférieure du col.

Nous ne citerons ici que pour mémoire et pour le con-
damner un procédé opératoire que nous trouvons signalé
dans la thèse de M. Sockeel, c'est la *dépression de la
lèvre inférieure du col.*

« On admet, dit-il, qu'un des effets constants de la
contracture du sphincter vésical étant de faire saillir la
lèvre inférieure du col, on pourrait en comprimant
celle-ci directement faire cesser la susceptibilité anor-
male des fibres musculaires. Pour cela, on introduit
dans le canal une sonde molle en gomme puis on y fait
pénétrer un mandrin résistant en fer ou en baleine et
alors on élève le pavillon de la sonde, ce qui fait basculer
l'appareil autour du pubis comme centre.

Le moyen aurait réussi entre les mains de M. Reliquet. (Trois séances de dépression de sept à huit minutes chacune et à quatre jours d'intervalle ont amené
la guérison d'un malade qui présentait tous les signes
d'une contracture douloureuse du col.) M. Reliquet lui-
même reconnait à ce procédé un inconvénient majeur,
c'est qu'étant obligé de prendre un point d'appui sur le
canal lui-même au-dessous de la symphyse pubienne, on
s'expose à y déterminer des ulcérations ou tout au moins
à exaspérer les symptômes douloureux ».

Fistule vésico-vaginale artificielle ou colpo-cystotomie
(κολπος, *vagin*).

Une méthode plus hardie et qui n'est qu'une modification d'un principe déjà mis en pratique chez l'homme, soit par hasard, soit volontairement, a été vantée et pratiquée depuis quelques années chez la femme par les chirurgiens américains.

Nous voulons parler de cette méthode de traitement qui consiste à débrider largement le col et le bas-fond de la vessie, sorte de taille vésico-vaginale décrite par Montrose Pallen sous le nom de colpo-cystotomie (*American Journal of obtetrics*, New-York, 1878, v. XI, p. 269).

C'est pour combattre ces cas de cystite chronique si douloureuse que l'on observe assez souvent chez la femme que cette opération a été proposée et pratiquée.

On sait dans quel état de débilité considérable et même de cachexie ces douleurs vives et incessantes jettent les malades, par l'insomnie et la surexcitation nerveuse qu'elles provoquent.

Le but de l'opération est d'obtenir par l'écoulement facile et continu de l'urine le repos en quelque sorte physiologique de la vessie, la disparition des contractions incessantes de l'organe et des douleurs énervantes qui les accompagnent, enfin par la suppression de toute décomposition de l'urine et des dépôts qui s'y forment, de mettre les malades à l'abri des accidents infectieux.

Dans son étude clinique de la cystite chez la femme dans ses rapports avec la grossesse et l'accouchement,

M. E. Monod rapporte l'observation très intéressante d'une femme souffrant de cystite chronique depuis deux ans, chez laquelle la production spontanée d'une fistule vésico-vaginale à la suite d'un processus ulcératif amena la cessation immédiate des douleurs.

Guidé par la même pensée, un autre chirurgien américain, M. Guire, a préconisé dans les cas analogues le drainage de la vessie par la paroi antérieure du vagin (*Virginia medical Monthly* et *British medical Journal*, 1874, t, I, p. 576).

Plus étudiée et aussi plus souvent pratiquée, la colpocystotomie nous occupera quelques instants.

Elle consiste à inciser sur un conducteur et par le vagin le dernier quart de l'urèthre et la vessie dans l'étendue d'un pouce. Ce débridement amènerait immédiatement une grande sédation et serait même capable de procurer une guérison complète. Quant à la fistule vésico-vaginale ainsi produite, non seulement il n'y aurait pas à redouter sa persistance, mais la seule chose à craindre serait sa cicatrisation trop hâtive.

Nous empruntons l'historique de la question à un mémoire de Thomas Addis Emmet, chirurgien de l'hôpital des femmes de New-York, publié en 1872 et analysé en partie dans le Dictionnaire encyclopédique des sciences médicales (Cystite).

En 1871, le Dr Bozeman communiquait, à la Société de médecine de New-York, l'observation et le résultat heureux d'une opération de fistule vésico-vaginale artificielle, faite en 1861 dans un cas de cystite chronique. L'ouverture fut fermée quelques mois plus tard et la guérison ne s'était pas démentie au bout de neuf années.

Emmet, en 1861, pratiqua pour la première fois la

cystotomie chez la femme. L'ouverture artificielle se ferma rapidement sans que la malade fut améliorée. Une seconde ouverture, mais plus large, faite quelques temps après, ne fut fermée qu'au bout de dix mois et fut suivie de guérison.

L'opération en elle-même est simple, et si on y recourt avant l'envahissement des reins, elle est, ajoute Emmet, exempte de danger. Même dans les conditions les plus défavorables, elle est encore justifiable, car elle peut prolonger la vie et soulage beaucoup en diminuant les efforts continuels de miction. On pourrait ajouter que c'est au prix d'une infirmité des plus pénibles.

D'après Montrose Pallen, ce n'est que par cette opération que l'on peut guérir chez la femme la cystite idiopathique, c'est-à-dire celle qui n'est pas provoquée par une cystocèle, un déplacement de l'utérus, une dilacération du périnée ou la compression de tumeurs voisines. La dilatation de l'urèthre, utile dans les lésions du canal siégeant au col ou près du col, serait nuisible dans les affections vésicales. Il importe donc de différencier avec soin l'uréthrite profonde et la cystite, diagnostic qui, même chez la femme, n'est pas sans difficultés.

Les reins sont-ils sains ou malades ? Tel est en réalité le point essentiel pour déterminer l'utilité et les conséquences probables de la colpo-cystotomie.

Les procédés opératoires varient avec les chirurgiens : Bozeman pratique une ouverture à travers la cloison vésico-vaginale juste au-dessus de l'orifice uréthro-vésical. Il se sert d'un bistouri pointu à lame étroite, d'une paire de ciseaux courbes et d'un ténaculum. A l'aide du bistouri, il traverse la cloison au point indiqué et coupe à droite et à gauche dans l'étendue d'un demi-pouce ; il complète l'opération avec les ciseaux.

Emmet reproche à ce procédé de faire une ouverture trop large et d'exposer à blesser les uretères et les vaisseaux qui cheminent sur les côtés du vagin.

Il introduit une sonde dans la vessie, à l'aide de laquelle en pressant fortement avec le bec sur la ligne médiane, un peu en arrière du col vésical, il fait saillir la paroi. Celle-ci est divisée avec des ciseaux directement sur la pointe de la sonde, jusqu'à ce que celle-ci puisse être passée dans le vagin.

Introduisant alors une des branches des ciseaux dans la vessie, il divise la cloison vaginale sur la ligne médiane.

Pour maintenir ouverte la fistule ainsi créée, Emmet conseille de ne recourir d'abord qu'à l'introduction prudente du doigt, mais au bout de quelques jours, quand l'irritation des parties a diminué et que l'incision commence à se fermer rapidement, il y place un tube en verré, ayant la forme d'un bouton de chemise. Ces boutons pourraient, d'après ce chirurgien, rester des semaines en place sans amener aucun trouble, mais, dans quelques cas où ils étaient plus long que l'épaisseur de la cloison, ils ont amené une irritation très vive.

Montrose Pallen (Revue des Sciences, 1878) reproche au bistouri et aux ciseaux d'exposer à des hémorrhagies parfois très graves, et de plus à la fermeture trop rapide de la fistule ; d'après lui c'est avec le thermo-cautère maintenu au rouge sombre que l'on atteint le mieux le but proposé. On divise soigneusement, couche par couche, la muqueuse vaginale, le tissu conjonctif sous-muqueux et la paroi vésicale, en laissant entre chaque temps un intervalle suffisant pour permettre aux vaisseaux de se contracter et au sang de se coaguler.

Tous ces auteurs insistent sur la nécessité de maintenir la fistule ouverte pendant des mois et même deux
années. En outre de la cessation presque immédiate des
douleurs qui accompagnaient la miction, on peut par des
lavages journaliers modifier l'état du réservoir urinaire.
Si l'on pratique trop vite l'occlusion de l'ouverture fis-
tuleuse, l'affection reparaît et une nouvelle cystotomie
devient rapidement nécessaire.

En réalité, la colpo-cystotomie, pour les cas de cystites très rebelles, s'accompagnant de ténesme et de
spasme, semble aujourd'hui passée dans la pratique
courante des chirurgiens américains.

En France la cystotomie chez la femme ne paraît pas
avoir été appliquée dans des cas analogues. Du moins,
nous n'avons trouvé aucune mention d'une opération de
ce genre.

Les leçons cliniques de Thompson, publiées en 1874,
n'en font nullement mention, ce qui permet de supposer
que cette pratique n'avait pas encore été adoptée en Angleterre.

Quelle est en résumé la valeur d'un semblable procédé? Aujourd'hui encore la réponse semble difficile à
donner.

Nous avons noté un opération heureuse de Bozeman.
Emmet (Dictionnaire encyclopédique 1880), tant à l'hôpital que dans la pratique privée, a pratiqué dix à douze
fois la cystotomie dans les cas de cystite chronique douloureuse. Il reconnaît que ce nombre de faits est trop
faible pour avoir une valeur statistique, d'autant plus
que quelques malades n'ont pas été suivies et qu'il n'a
pas recueilli les observations de la clientèle privée.

Sur ses dix à douze opérées, Emmet compte un cas de

mort le deuxième jour, par urémie ; les reins et les uretères étaient profondément altérés ; un cas d'hémorrhagie très abondante et un cas de cellulite pelvienne.

Cependant, il a eu des guérisons certaines et il conclut que la cystotomie est palliative à tous les stades de
l'affection et que le bénéfice est en rapport avec le moment où l'opération est pratiquée.

Montrose Pallen termine son mémoire en donnant le
résumé des douze opérations qu'il a pratiquées chez huit
femmes, avec des résultats pour la plupart très satisfaisants. On ne peut s'empêcher de remarquer en compa-
rant le chiffre des opérations à celui des opérées que
l'opération a du être recommencée dans la moitié des cas,
ce qui ne laisse pas que d'éveiller une certaine défiance
sur la valeur de l'opération.

Dans le New-York medical journal, 1878 (tome XXVII,
page 408), nous trouvons une observation de cystite
chronique traitée par la fistule vésico-vaginale, suivie
de mort.

Il est un autre point de la question qui mérite d'être signalé ; c'est le silence gardé par presque tous ces chirurgiens sur l'état dans lequel demeurent les femmes auxquelles on a pratiqué ainsi une fistule vésico-vaginale.

Il faut avouer qu'une guérison obtenue au prix d'une
infirmité aussi pénible, est vraiment incomplète et peu
faite pour exciter l'enthousiasme.

Dens la Revue des sciences médicales, 1875, M. Paul
Berger, analysant un mémoire de Wildt qui conseille
ce procédé pour explorer la vessie de la femme, en fait
une critique très vive, que nous reproduisons textuelle-
ment : « L'incision de la paroi vésico-vaginale avait été
déjà pratiquée deux fois par Simon, de Heildelberg, une

fois par Hégar, de Fribourg, pour guérir un catarrhe de vessie. Ils avaient l'intention d'empêcher la transformation ammonicale des urines en assurrant le libre écoulement par une fistule vésico-vaginale. Malheureusement la fistule, ainsi produite, n'empêcha pas une des malades de Simon de mourir dans le marasme. Quant à la fistule consécutive à cette opération, des timorés peuvent seuls, suivant l'auteur, la regarder comme une complication; on la guérit quand on n'a plus besoin de s'en servir; car à Heildelberg, l'opération de la fistule vésico-vaginale est toujours suivie de succès. Le professeur Simon en a opéré 250 et les a toutes guéries (à part quelques exceptions imperceptibles!). »

La lecture de ces observations, des résultats obtenus, des accidents mortels qui ont quelquefois suivi ces tentatives opératoires, est, il faut bien le dire, peu faite pour encourager les chirurgiens à tenter de semblables essais; elle laisse tout au moins une conviction profonde des lenteurs et des difficultés du traitement. Il resterait encore à préciser les cas dans lesquels on est autorisé à instituer le traitement chirurgical; une médecine vraiment scientifique ne doit pas se contenter d'à peu près.

On ne peut nier en effet qu'il est des cas où il vaut mieux s'abstenir; on y gagnera en considération et on n'aura pas à se reprocher d'avoir abrégé la vie du malade par une intervention intempestive.

Aussi, sans nier absolument la justesse du raisonnement qui a conduit les chirurgiens américains à expérimenter dans ce sens, nous laisserons à l'avenir à juger la valeur pratique de ce mode de traitement.

Ponction sus-pubienne. — Canule à demeure

Chez l'homme, poursuivant le même but, c'est-à-dire éviter à tout prix les douleurs atroces et sans cesse renouvelées qui sont liées à certaines affections des voies urinaires, les chirurgiens ont depuis longtemps cherché à réaliser ce problème thérapeutique : créer un chemin artificiel à l'urine.

Deschamps, dans son traité de la taille, rapporte que François Collot, lors même qu'il n'y avait point de pierre dans la vessie, pratiquait la même incision que pour la lithotomie, afin d'évacuer plus promptement les matières putréfiées dont le séjour dans la vessie lui paraissait être la cause des accidents et pouvoir entraîner la mort.

Dans un cas, il laissa une canule à demeure au périnée pendant dix-sept jours pour nettoyer la vessie et la remettre en bon état avant de pratiquer l'extraction d'un calcul.

Antérieurement Avicenne, Thévenin, avaient conseillé la boutonnière et l'emploi d'une canule à demeure au périnée, mais comme traitement palliatif d'un calcul dont l'extraction était jugée impossible.

De nos jours, cette idée a été reprise par Thompson et nous pouvons résumer ici la traduction que nous avons faite d'une leçon publiée sur ce sujet dans le journal. (The Lancet T. Ier, 1875.)

« Il est une forme de maladie très douloureuse et extrêmement pénible, pour la guérison de laquelle nos ressources sont très insuffisantes ; je veux parler de l'obstruction complète ou permanente existant au col ou auprès du col de la vessie, et par obstruction j'entends l'écoulement impossible de l'urine par les efforts naturels. J'exclus le rétrécissement de l'urèthre qui n'oppose qu'un obstacle partiel ou temporaire et en parlant d'obstruction permanente, c'est presque toujours la prostate qui est en cause. Dans quelques cas, heureusement exceptionnels, la maladie est arrivée à un degré très avancé, s'accompagne d'une diminution de capacité de la vessie, si bien que l'usage du cathéter devient nécessaire seize à vingt-quatre fois par vingt-quatre heures ; condition extrêmement pénible pour le malade qui perd le repos, la santé, et éprouve souvent une peine très grande à se sonder, l'urèthre étant irrité par ce passage fréquent.

A cette période, le cathétérisme devient difficile pour le malade, même pour le chirurgien, et si une fausse route est faite, un résultat fatal en est presque sûrement la conséquence.

Le malade dans ces conditions ne vit plus que pour passer sa sonde ; il n'a pas plutôt obtenu une demi-heure de repos qu'il commence à ressentir un nouveau besoin et il tarde le plus qu'il peut. Ses forces sont imposées à l'extrême, car il souffre continuellement et sa santé décline rapidement.

En vérité, tout conspire contre lui, et s'il ne survient aucune modification dans son état, il est condamné à mourir misérablement et avec des douleurs inexprimables.

Je me suis demandé que faire pour soulager ! J'estime que l'on conviendra, que si les essais doivent quelquefois être difficiles ou même tentés avec quelque péril, la gravité de la situation exige un essai, s'il y a seulement

une chance d'arriver à apporter du soulagement. Je veux.
dire un repos assuré, car dans quelques cas l'usage de la
sonde et des lavages amène un repos momentané. J'estime qu'à ce moment, les médicaments, l'opium ont cessé
de suffire aux exigences de la situation.

Je propose alors, dans ces cas, un procédé analogue à
celui que nous employons pour la trachée quand la
mort est imminente par manque d'air, à savoir l'introduction d'un tube au-dessus de l'obstacle qui servira
constamment de passage à l'urine, comme la canule de
trachéotomie a été pour plusieurs malades le seul passage
de l'air aux poumons pendant des années.

En d'autres termes, je propose de ponctionner la vessie
au-dessus du pubis.

Le procédé que j'ai employé diffère de la ponction ordinaire et ressemble plutôt à la (haute opération pour la
pierre) ou plutôt est un composé des deux. Il faut se
rappeler en effet que la vessie peut et doit être presque
vide, condition bien différente, pour l'opération, de la
ponction ordinaire. En outre, ce viscère est habituellement modifié dans sa position et largement déformé par
les lobes prostatiques qui s'élèvent dans sa cavité. Je
crois que la ponction n'a jamais été faite ni recomman-
dée dans ce but, d'écarter les chances de mort en éta-
blissant un passage permanent pour l'urine, quand
l'urèthre n'est plus praticable.

L'opération que j'ai maintenant faite trois fois, consiste à passer une sonde, creuse d'un bout à l'autre, très
recourbée à son extrémité et ayant un mandrin bou-
tonné.

L'instrument est introduit par l'urèthre jusqu'à ce
que l'extrémité soit sentie au-dessus de la symphyse du

pubis ; il est confié à un aide. L'opérateur fait alors une incision médiane, juste suffisante pour admettre l'index (une large ouverture devient embarrassante par la suite); les tissus sont divisés couche par couche, et faisant une petite incision à la ligne blanche, on passe le doigt derrière la symphyse, puis quand on sent nettement l'extrémité de la sonde, on fait une petite ouverture, juste ce qu'il faut pour passer son extrémité.

Saisissant alors le manche de la sonde dans sa main gauche, l'opérateur en fait saillir l'extrémité dans la plaie, retire le mandrin et engage un tube élastique dans le canal de la sonde. Il la retire alors et entraîne ainsi le tube élastique dans la vessie.

Lorsque je décrivis ce procédé pour la première fois, je me servais d'une sonde ayant un second mandrin terminé par une pointe, avec lequel j'espérais perforer la paroi pour faire passer le tube. Je me suis assuré depuis, par des recherches sur le cadavre, que bien que cela soit facile et praticable sur une vessie pleine, le péritoine était habituellement blessé quand la vessie était vide.

Il peut se faire que l'urine ne s'écoule pas de suite, car en retirant la sonde on peut entraîner le tube non seulement dans la vessie, mais, lorsqu'elle est vide et contractée, jusque dans l'urèthre prostatique. S'il en était ainsi, il faudrait retirer un peu le tube et aussitôt l'urine s'écoulerait.

J'ai remarqué qu'il était préférable que le tube fût un peu court ; il faut le fixer solidement avec des rubans et maintenir le malade au lit pendant quelques jours jusqu'à ce que les bords de la plaie soient consolidés. Si le tube s'échappe le premier, le second ou le troisième jour, il peut être difficile de le replacer, mais lorsque le passage est fait, il peut être enlevé et replacé facilement. (Le tube dont se sert Thompson est fixé à une plaque en métal, comme la canule de trachéotomie.)

Un point très important à observer est de faire le passage aussi petit que possible pour qu'il soit exactement rempli par le tube ; une large ouverture est douloureuse et est constamment traversée par l'urine.

Thompson donne à l'appui de cette leçon les observations de trois malades qu'il a opérés par ce procédé.

I. — Homme de 63 ans, obligé depuis plusieurs années d'uriner avec la sonde qu'il est forcé de passer toutes les heures et demie, le jour et la nuit, quelquefois plus souvent au prix de douleurs assez vives. Le toucher rectal fait constater une grosse prostate, les parois de la vessie sont épaissies, l'urine très chargée de mucus. Après trois mois de traitement et de repos, il était à peine amélioré. Je lui proposais l'opération qu'il accepta avec empressement. Elle fut pratiquée le 12 mai, et le malade fut immédiatement soulagé.

Malheureusement, la troisième nuit, le tube s'échappa et le médecin de garde ne put le remettre ; l'urine s'écoulait librement par la plaie. Le lendemain à ma visite, il était évident que les bords de la plaie n'étaient pas encore suffisamment consolidés pour protéger les parties voisines et l'infiltration avait gagné le scrotum. J'incisai immédiatement et plaçai une sonde à demeure, ce qui fut très pénible pour le malade, mais il se tira heureusement de cet accident dont les conséquences durèrent six semaines.

Dans l'intervalle, j'avais replacé le tube et fixé à l'aide de rubans. Une semaine ou deux après, la route était faite et le tube fut retiré, lavé et replacé chaque jour avec la plus grande facilité.

Durant l'été, sa santé continua à être faible, la sonde n'était plus nécessaire, l'urine passant par le tube, mais la négligence à le nettoyer laissa déposer des phosphates et donna quelques soucis. Je le perdis de vue et j'appris que le malade, graduellement affaibli, mourait en septembre.

II. — La seconde observation est celle d'un médecin de mes amis auquel j'avais fait la lithrotitie en 1867 et 1869, âgé de 75 ans, il urinait depuis longtemps à l'aide de la sonde et, après plusieurs années de souffrance, en était arrivé au dernier degré de fréquence et de douleur pour le cathétérisme.

Je fus appelé auprès de lui au mois de janvier 1870, il souffrait atrocement et redoutait de passer la sonde, devenue nécessaire trente fois le jour et la nuit. Je ne pouvais me faire d'illusion sur son état et je consentis à faire l'opération uniquement dans le but de rendre ses derniers jours moins pénibles. Je l'opérais le 7 février ; tout alla bien. Depuis il n'a jamais eu besoin de la sonde et fut très amélioré au point de vue de la souffrance. Trois semaines après, il mourait.

III.—X..., 50 ans, fut admis à l'hôpital au mois d'avril 1874, souffrant depuis quatre ans ; depuis deux ans et demi, il n'urinait qu'avec la sonde.

Il souffrait horriblement, obligé de se sonder toutes les demi-heures pendant le jour, et de garder sa sonde quelquefois, pendant une partie de la nuit.

La prostate était dure, bosselée et élargie, condition de mauvais augure, survenant avant l'âge auquel apparaît l'hypertrophie de la prostate.

Le 7 mai, je pratiquais l'opération dans le but de diminuer ses douleurs. Elle fut suivie de repos après le troisième jour et il eut une longue période de calme qu'il n'avait pas goûté depuis plusieurs mois. Neuf ou dix jours après l'opération il s'affaiblit sensiblement et il mourut le 21.

L'autopsie montra un cancer de la prostate et de la partie voisine de la vessie ; c'était un squirrhe. Les ganglions pelviens présentaient la même dégénérescence.

Les observations qui précèdent, ajoute Thompson, ne prêtent pas à de longues réflexions. Dans le premier cas, j'opérais, espérant rendre l'existence plus supportable au malade, mais ce malheureux accident d'extravasation était au-dessus des forces du malade. Dans les deux autres, l'opération fut acceptée comme dernière ressource, pour calmer les souffrances de malheureux dont le sort était déjà décidé.

En réalité, il faut faire l'ouverture aussi petite que possible, prendre de grandes précautions pour fixer le tube, l'enlever et le laver chaque jour. L'opération, en elle-même, n'exige que peu de force de la part du malade.

Thompson promet, en terminant, de faire d'autres essais, et déclare sa confiance dans ce procédé.

Nous ne savons si cet éminent chirurgien a pratiqué depuis des opérations analogues, mais il nous a été impossible d'en trouver la relation dans les journaux anglais.

Incision du col. — Cystotomie.

Créer un chemin artificiel à l'urine, soit en pratiquant la colpo-cystotomie, soit en faisant le drainage de la vessie, ainsi que l'ont conseillé Montrose Pallen et Thompson, est une ressource extrême qui peut être justifiée par l'état grave où l'intensité des douleurs a plongé le malade, mais, si l'on veut nous permettre cette expression, c'est tourner la difficulté. On fait ou on essaie de faire cesser ainsi un état insupportable, des plus pénibles, c'est vrai, mais c'est en substituant une infirmité désolante qui sera pour le malade un souci de tous les instants. Une pareille méthode thérapeutique, il faut en convenir, est franchement incomplète.

Guidés par un principe un peu différent, et voulant attaquer le mal dans sa cause, les chirurgiens avaient depuis longtemps proposé et pratiqué l'incision du col vésical.

Ce n'est pas là une méthode thérapeutique exclusive appliquée seulement au spasme douloureux de la vessie, car Malgaigne, qui a beaucoup insisté sur les névralgies utérines du col, dont il fait dépendre une grande partie des douleurs qu'éprouvent les femmes atteintes de quelque affection utérine, a proposé et pratiqué l'incision ou la section d'une des lèvres du museau de tanche, quelquefois même les deux, soit avec le bistouri, soit de préférence avec des ciseaux mousses.

On s'étonnera peut-être de nous voir placer à la fin du traitement la méthode thérapeutique qui a été la plus employée et qui est peut-être aussi la plus défendable ; en agissant ainsi, nous avons voulu ne pas confondre les procédés opératoires employés chez la femme et chez l'homme, et surtout rapprocher deux méthodes basées sur un même principe, la fistule vésico-vaginale artificielle chez la femme, le drainage de la vessie chez l'homme.

Dans ces cas de cystites, à forme remarquable par la prédominance du spasme et par l'excessive irritabilité de la vessie, rebelles à tous les traitements habituels, lorsque la vie semble menacée par l'intensité et la continuité des souffrances, on a, depuis bien longtemps, cherché à pratiquer la section profonde du sphincter vésical.

Schuh a fait, dans ce but, des incisions par le rectum.

Dolbeau, dans ses leçons de clinique chirurgicale, s'est rallié au principe de cette opération, et l'aurait pratiquée deux fois avec succès.

M. Laforest, dans sa thèse, parlant de cette variété de cystite chronique qu'il décrit sous le nom de cystite rhumatismale ou nerveuse, et qu'il rattache à l'arthritisme, propose comme traitement l'uréthrotomie interne et la taille médiane.

Il reconnaît qu'on peut objecter que l'action de l'uréthrotomie est aveugle, que la section ne porte que sur la muqueuse, et par conséquent est insuffisante ; cependant, il cite à l'appui, une observation où cette opération fut suivie d'un plein succès.

Le procédé de la taille médiane est préférable à tous les autres, ajoute-il ; mais cette opération, étant grave par elle-même, on ne doit s'y résoudre que dans les cas où les jours du malade sont menacés.

Cette ressource ultime est née probablement d'une erreur de diagnostic commise par plus d'un chirurgien. Ayant opéré des sujets chez lesquels ils avaient diagnostiqué une pierre, et chez qui il n'en existait réellement pas, ils ont remarqué que dans plusieurs cas, une amélioration très grande s'en était suivie, et que plusieurs de ces malades avaient été en grande partie débarrassés de leurs souffrances. On en pouvait conclure que l'opération de la taille convenait aux sujets atteints de catarrhe douloureux, spasmodique.

Aussi, plusieurs chirurgiens ont-ils fait de ce traitement une méthode réglée.

En 1846, Parker ayant pratiqué la lithotomie chez un homme atteint de calcul vésical, ne put extraire le calcul, mais vit avec surprise la cystite être très améliorée par l'opération. Le malade n'en succomba pas moins trois mois plus tard à une attaque de néphrite.

En 1850, il pratiqua de nouveau la cystotomie chez un homme atteint de phlegmasie chronique de la vessie. Le malade mourut quelques jours après l'opération, par des altérations rénales, que démontra l'autopsie.

Plus heureux, le professeur Eve de Nashville obtint un plein succès en 1866.

En 1873, Francesco Parona (de Novare) guérit de la même façon un sujet atteint de spasme de la vessie. (*Rivista clinica*, 1873, n° 4, p. 97.)

I. — Pietro Burgi, 22 ans, eut, à l'âge de 15 ans, une blennorrhagie qui, mal soignée, dura plusieurs mois, à la suite de laquelle il
garda une sensibilité plus vive de l'urèthre et des besoins plus
fréquents d'uriner. Reçu le 20 juillet 1872 à l'hôpital de Novare, il
présente les symptômes suivants : besoins constants d'uriner, impossibilité de garder la plus petite quantité d'urine, douleur vive,
brûlante pendant la miction, sensation de contracture douloureuse
au périnée; à peine avait-il émis quelques gouttes d'urine qu'il était
obligé de s'étirer la verge et de se frictionner le périnée pour se
soulager. Cet état déplorable qui ne laissait de repos ni jour ni nuit
durait depuis plusieurs mois. Urines troubles à odeur ammoniacale.
L'exploration du rectum, de l'urèthre et de la vessie avec une sonde
assez grosse, donna un résultat négatif.

Les injections d'eau phéniquée, de tannin et de laudanum, de nitrate d'argent, ne procurèrent qu'un soulagement passager ; le bromure de potassium porté jusqu'à huit grammes par jour, les alcalins, les onctions de belladone, l'emploi endermique de la morphine
et de l'atropine, le chloral ne donnèrent aucun résultat utile.

On essaya enfin la dilatation forcée du col vésical qui donna un
résultat plutôt défavorable qu'avantageux.

Enfin, après trois mois d'efforts infructueux, Parona se décida à
pratiquer la section des couches musculaires, siège du spasme.

Devait-on choisir la cystotomie interne ou la cystotomie périnéale?

Parona se décida pour la seconde, comme devant donner un résultat plus complet, sans faire courir au malade un danger plus
grand.

En effet, la cystotomie périnéale permet de rémédier plus facilement à l'hémorrhagie si elle se produit et de plus intéresse non seu
lement le col vésical, mais aussi la portion membraneuse de l'urèthre
qui prend part au spasme aussi bien que le col.

L'opération fut pratiquée par la taille médiane avec le cystotome
de Dupuytren. L'imprudence du malade amena après l'opération
une hémorrhagie assez intense qui se reproduisit dans la journée,
mais qu'on put maîtriser par des injections d'eau froide; les suites
furent assez bonnes, et douze jours après, il ne restait plus trace
des symptômes observés.

Un mois après, la plaie était entièrement cicatrisée, et après
un séjour de deux mois, le malade quitte l'hôpital entièrement et
parfaitement guéri.

Une autre observation, attribuée à Parona, est traduite dans le *Mouvement médical*, 1873, p. 459.

II. — Spasme douloureux du col de la vessie, guéri par la cystotomie.

G. S... 36 ans, souffrait depuis huit ans d'un besoin fréquent d'uriner, accompagné de douleurs très vives et quelquefois d'efforts inutiles d'expulsion.

Urine claire et acide, pouls fébrile, physionomie souffrante. L'exploration de la vessie avec une sonde, du rectum avec le doigt, donna un résultat négatif ; ni calcul, ni hémorrhoïdes, ni tumeur prostatique. Le sulfate de quinine, les narcotiques, les courants électriques, les vésicatoires morphinés, l'atropine, le bromure de potassium les alcalins, les injections d'eau phéniquée pratiquées à la suite de la découverte dans l'urine de spores de penicillium glaucum n'amenèrent aucun résultat. On pratiqua alors l'incision du col vésical, avec l'inciseur prostatique de Mercier. Les suites furent très simples, sauf un accès de fièvre intense, le troisième jour.

Vingt-cinq jours après le malade délivré de tous ses malaises. pouvait être considéré comme guéri. »

Dans ce même travail de Parona, on trouve un cas analogue tiré du répertoire de chirurgie de Medoro de Padoue, où un certain Biago Gennari, exerçant la profession d'argentier à Mestre, fut taillé par ce chirurgien pour une cystite avec spasme douloureux et guérit. (Th. de Laforest.)

Dans le journal *The Lancet*, 1878) (p. 210), nous trouvons l'observation d'un malade auquel William Alexander (de Liverpool), pratiqua la section périnéale pour un catarrhe chronique de la vessie s'accompagnant de douleurs extrêmement vives. (Amélioration momentanée. Mort par suppuration des reins.)

III. James R... âgé de 52 ans, fut admis à l'hôpital au mois de juin 1877 souffrant de miction difficile et de catarrhe vésical, conséquence d'un rétrécissement de l'urèthre.

Comme il souffrait du rétrécissement depuis une vingtaine d'années, que le canal de l'urèthre était difficile, induré et tortueux, on décida de le traiter par la dilatation forcée avec l'instrument de Holt. Cette opération eut pour résultat de diminuer notablement les douleurs et la dysurie du malade. Mais, en raison d'une prostate volumineuse, la vessie ne se vida jamais complètement et malgré des lavages répétés, le catarrhe continua. La difficulté que l'on avait à passer le sonde, la douleur et les spasmes causés par son introduction, contraignirent à faire les lavages aussi rarement que possible.

Au mois de septembre, le malade était en piteux état. Bien que le lavage de la vessie lui procurât un soulagement momentané, la seule pensée du prochain lavage lui causait plus d'inquiétude et de trouble que l'opération en elle-même. Il souffrait également d'autres symptômes d'obstruction urinaire et il était évident que l'issue fatale n'était pas éloignée, si on ne lui apportait pas de soulagement.

Je lui expliquai alors la nature et les risques de l'opération suivante et les avantages qu'il pouvait en attendre. Il y consentit volontiers même avec joie.

J'introduisis mon doigt dans le rectum aussi loin que le sommet de la prostate pouvait être distinctement senti. Je plongeai alors un bistouri dans le périnée, ouvris l'urèthre au-devant de la prostate, incisant légèrement celle-ci, et passai alors facilement à travers l'ouverture une sonde dans la vessie.

Le malade éprouva un soulagement considérable et s'améliora beaucoup. La vessie pouvait maintenant être lavée par la sonde périnéale, le liquide ressortant par l'urèthre.

Vers l'époque de Noël, il commença à s'émacier et à avoir de l'œdème des jambes. Le 4 janvier 1878, il mourait de consomption accompagnée de vomissements et d'élévation de température.

La plus grande partie des quatre mois qui s'étaient écoulés depuis l'opération, fut passée par lui dans un bien-être relatif et je ne doute pas que cette intervention n'ait prolongé son existence de deux ou trois mois. Si le bénéfice obtenu fut de si courte durée, l'explication en est dans la durée de la maladie et dans les renseignements fournis par l'autopsie.

Nous trouvâmes les parois de la vessie très hypertrophiées, la membrane muqueuse était profondément ulcérée en plusieurs endroits ; quelques-unes de ces ulcérations étaient larges et profondes, d'autres petites et superficielles. Le côlon était adhérent par un exsudat inflammatoire au fond de la vessie à l'endroit même d'une ulcération vésicale et en essayant de séparer les deux parois, rupture eut lieu.

La prostate était augmentée de volume, contenait des cavités pleines de liquide-muco-purulent, et même un calcul phosphatique. Dans le rein droit, les calices étaient modérément dilatés; le gauche était transformé en un vaste kyste à parois très-amincies.

IV. — Section périnéale et dilatation du col de la vessie dans un cas de cystite chronique très douloureuse, par le Dr Joseph W. Hove. — Guérison. (New-York medical journal, t. XXIX, p. 385.

Un jeune homme âgé de 18 ans, fut admis au mois de décembre 1878, souffrant d'une cystite depuis six mois. Le jour de son entrée à l'hôpital il urinait toutes les quinze minutes. Une douleur extrêmement vive avait lieu, avant, pendant et après la miction : elle durait depuis le commencement de la maladie.

L'examen de l'urine montra du pus et du murcus, on lui donna des suppositoire d'opium et de belladone ; mais ce traitement ne procura un repos que de quelques heures ; d'autres moyens furent employés sans résultat. Le patient devint très émacié, ne pouvait dormir et souffrait beaucoup.

Je jugeai alors à propos d'ouvrir la vessie par le périnée et de permettre ainsi le repos de l'organe.

Une incision fut faite sur la ligne médiane, jusqu'à la portion prostatique de l'urèthre. Le col de la vessie fut alors dilaté suffisamment pour permettre l'introduction de l'index et du doigt du milieu. La vessie fut lavée par la plaie avec une solution d'acide phénique au quarantième.

Le lendemain de l'opération toute douleur avait cessé, et bien que la température demeurât très élevée pendant trois jours, le lade se rétablit bien de l'opération. La cystite diminua et il recouvr la santé et la force.

Le Dr Howe aurait fait à l'hôpital de la Charité deux opérations semblables avec de bons résultats.

V. — Cystotomie médiane contre des douleurs anciennes de la vessie (irritable bladder), par M. Craith, Méd. Times and Gaz., 1867 ; amélioration.

X... 52 ans, souffrait depuis quatre ans d'une incontinence d'urine qui l'obligeait à uriner toutes les heures ou toutes les demi-heure, ce qui empêchait le sommeil. Une douleur vive au col de la vessie, avec contraction douloureuse au moment de la miction vint augmenter ses souffrances. L'urine commença à laisser déposer du mucus et un sédiment blanc. Le mal augmenta tellement que le malade quitta son pays (Smyrne) et vint à Paris consulter Ricord et Civiale. Ces illustres médecins n'obtinrent aucun résultat par les injections et le cathétérisme. Le malade consulta M. Craith, il avait alors une contracture douloureuse continuelle du col vésical. La prostate était normale.

M. Craith proposa la cystotomie pour diviser les plexus nerveux du col. Il fit une incision s'étendant de la racine du scrotum à l'anus ; il divisa sur la sonde cannelée la partie membraneuse et la partie postérieure du col vésical en incisant de quelques lignes entre les lobes latéraux de la prostate, ce qui lui permit d'introduire deux doigts dans la vessie ; celle-ci était contractée, mais ne contenait ni calcul ni tumeur.

L'opéré n'eut pas de réaction, et fut très soulagé. Huit jours après, l'urine commençant à s'écouler par l'urèthre, les douleurs revinrent.

Le chirurgien rouvrit alors la plaie en détruisant avec le doigt les adhérences déjà formées (des acides minéraux furent prescrits contre l'abondance du dépôt des phosphates). L'amélioration se fit visiblement. Actuellement, deux mois après l'opération, le malade a bon appétit et bon sommeil. Il n'a de spasmes douloureux vésicaux, que quatre ou cinq fois par vingt-quatre heures, et urine toutes les demi-heures. Ainsi le malade n'est pas complètement guéri, mais il est content !

VI. — Contracture douloureuse du col vésical ; taille médiane ; pas de calcul vésical ; guérison, (par Lesueur, de Vimoutiers (Orne).)

M. A... médecin, âgé de 70 ans, est d'une bonne constitution, il a toujours joui d'une excellente santé, à part des douleurs rhumatismales.

En 1860, il éprouve sans cause connue un besoin fréquent d'uriner, la miction d'abord indolore devient des plus pénibles. A chaque instant, envie insurmontable d'uriner ; sortie alors de quelques gouttes d'urine qui brûlent comme du feu. Ceci s'accompagne d'une pesanteur insupportable dans la région périnéale. Le cathétérisme est assez facile ; les urines donnent un léger dépôt, quelquefois elles sont un peu sanguinolentes.

Le diagnostic porté fut : spasme douloureux du col de la vessie. On employa tour à tour les bains, les suppositoires calmants, les injections, le bromure de potassium, la dilatation du canal par des sondes de plus en plus volumineuses ; après l'emploi de ces divers moyens pendant deux mois, le malade à bout de patience, et sentant d'ailleurs, sa vie sérieusement menacée, se décide à se soumettre à l'opération de la taille périnéale.

La taille fut pratiquée, les suites de l'opération furent des plus simples et le malade s'est toujours trouvé débarrassé d'une maladie qui ne lui laissait aucun repos.

VII. — Contracture douloureuse du col vérical ; taille médiane. — Mort par suppuration des reins. (Extraite de la clinique chirurgicale de M. le professeur Dolbeau, résumée dans la thèse de Laforest).

Un malade âgé de 38 ans, chez lequel la contracture spasmodique avait débuté il y a six ans, vint consulter M. Dolbeau (1866). Il avait vu auparavant les autorités les plus compétentes, il avait fait tous les traitements sans obtenir une amélioration durable. Lorsque ce chirurgien le vit pour la première fois, il était arrivé à la dernière période, il avait une toux sèche et fréquente, et des accès de fièvre tous les soirs.

M. le professeur Grisolle, appelé en consultation n'avait rien trouvé de bien net comme lésion pulmonaire. M. Dolbeau reprit quelques traitements, mais en vain, les troubles des voies urinaires persistaient de même que les symptômes généraux. Ce chirurgien eut recours alors comme dernière ressource à la section uréthrale de dehors en dedans et débrida largement la région musculeuse et prostatique du canal.

Aucun accident ne survint, la plaie se cicatrisa, et les troubles des voies urinaires cessèrent complètement.

Mais il était déjà trop tard, la fièvre persista, la toux devint plus fréquente, l'amaigrissement fut extrême et le malade mourut épuisé. Il succombait à la suppuration des reins.

VIII. — Nous rapportons ici l'observation détaillée

d'un malade que nous avons pu suivre pendant quelque temps dans le service de notre maître M. le professeur Guyon.

Cet homme avait subi l'opération de la taille en novembre 1880 par M. le professeur Verneuil, pour une cystalgie rebelle.

Grausillier (François), 29 ans, domestique, est entré à la salle Saint-André le 19 janvier 1882 pour des abcès multiples résultant d'injections de morphine longtemps répétées. Le malade se plaint de douleurs vésicales extrêmement vives et d'envies fréquentes d'uriner ; il est très pâle et très affaibli.

Il raconte qu'au mois de février 1875, après quinze mois de service dans un régiment d'infanterie, il fut pris subitement et sans cause appréciable, d'envies fréquentes d'uriner, s'accompagnant de douleurs vives à la région périnéale ; plusieurs fois, à la fin de la miction il observa quelques gouttes de sang. Entré à l'hôpital militaire de Caen, il y fit un séjour de trois mois. Après six semaines de traitement par les capsules de térébenthine, les lavages de vessie avec de l'eau de bourgeons de sapin additionnée de sulfate de zinc, il commença à s'améliorer très sensiblement et put reprendre à la fin de ses trois mois d'hôpital son service militaire qu'il continua encore pendant trois ans, sans voir reparaître les accidents.

Au mois de mars 1879 il constata une blennorrhagie pour laquelle il resta cinquante jours en traitement à l'hôpital du Midi ; il eut de la cystite, les envies d'uriner étaient encore très fréquentes, quelques gouttes de sang apparaissaient à la fin de la miction, et leur expulsion était accompagnée de douleurs extrêmement vives.

Envoyé à l'hôpital Necker, on lui fit des instillations au nitrate d'argent qui n'eurent d'autre résultat, si l'on en croit le malade, que d'exaspérer les douleurs.

Dès ce moment il fut soumis par M. Guyon, au traitement par l'huile de foie de morue créosotée. Il demeura à l'hôpital Necker du mois de juin au mois d'août 1879. Le besoin d'uriner se faisait sentir toutes les dix minutes environ et s'accompagnait de douleurs, de cuissons très vives au moment de l'émission de l'urine, persistant encore quelques minutes après. Des injections de morphine faites dans la soirée procuraient un peu de calme et de sommeil au malade. Les urines étaient à ce moment troubles, contenaient du mucus en assez grande quantité.

Envoyé à Vincennes, on le soumit aux lavages à l'eau phéniquée deux fois par jour; les urines se modifièrent, la douleur persista.

Il se décida alors à aller passer quelques mois à la campagne, mais la persistance des douleurs rendant sa situation intolérable, il revint demander des soins à l'hôpital de la Pitié au mois d'octobre 1880.

Il accusait en outre à ce moment des douleurs sourdes à la région lombaire du côté gauche, douleurs s'exaspérant à la pression. M. Verneuil pensant que c'était là l'origine de cette cystalgie réflexe fit avec le thermo cautère sur le point douloureux, une application de pointes de feu dont le malade présente encore les traces.

Un opiat de copahu et de cubèbe produisit pendant un moment une amélioration très notable, mais ce ne fut que passager et la cystalgie ne tarda pas à reparaître avec toute son intensité. Le bromure, le chloral administrés tour à tour procuraient à peine de soulagement au malade; les envies d'uriner étaient toujours aussi fréquentes et aussi douloureuses. Seule la morphine apportait un soulagement momentané. Les urines légèrement troubles, contenaient un peu de mucus.

En présence de la persistance des phénomènes douloureux, bien persuadé qu'il n'y avait aucun calcul vésical, M. Verneuil proposa l'opération au malade pour essayer d'amener une modification heureuse dans son état.

L'opération de la taille prérectale fut pratiquée le 24 novembre 1880. Au moment de l'incision du col vésical avec le lithotome, il se produisit une hémorrhagie veineuse très abondante qui s'arrêta sous l'influence d'injections d'eau froide.

Dans la journée le malade eut à deux reprises différentes une hémorrhagie très abondante qui nécessita le tamponnement et faillit mettre son existence en danger.

Le 1er janvier 1881, la plaie n'était pas complètement cicatrisée et les douleurs vésicales avaient reparu.

Une nouvelle tentative, dans le but de sectionner les nerfs honteux internes, proposée par M. Verneuil, si l'on en croit les renseignements fournis par le malade, fut refusée par lui. A la fin du mois de janvier il sortit de la Pitié et continua chez lui les injections de morphine qui seules, lui procuraient quelque moment de calme pendant une heure ou une heure et demie.

Vers le mois de mars 1881, il passa quelques jours dans le service de M. le professeur Trélat, à la salle Saint-Pierre pour un abcès de la cuisse survenu à la suite d'injections de morphine.

Au mois de juin 1881, lritraenit à la salle Saint-Vincent, dans le service de M. Guyon. Cette fois encore le toucher prostatique était négatif.

De nouvelles tentatives par les instillations de nitrate d'argent demeurèrent sans résultat.

Sorti de l'hôpital il recommença ses injections de morphine et pendant les mois de novembre et décembre, arrivait à se faire quinze à vingt injections par jour, absorbant ainsi, dit-il, 10 à 15 centigr. de morphine dans les vingt-quatre heures.

Des abcès multiples se produisirent à la suite de ces injections réitérées et le 19 janvier il revenait demander un lit à la salle Saint-André, de Necker, ayant à ce moment cinq abcès, dont l'un avait les dimensions d'un poing d'adulte. Tout le corps présente actuellement des traces de piqûre. Pour la première fois depuis le commencement de sa maladie, le malade a eu de la fièvre et des troubles digestifs qui ont aujourd'hui cessé après la guérison de ces abcès.

Actuellement le malade est pâle, amaigri, profondément anémié; il ne peut mettre le pied hors du lit sans éprouver une sensation de pesanteur à la fois pénible et douloureuse au périnée. Au lit, il a quelques moments de calme dans l'intervalle des mictions, mais celles-ci se répètent toutes les demi-heures et s'accompagnent de douleurs vives, lancinantes qui persistent deux ou trois minutes après. La nuit le besoin d'uriner se fait sentir toutes les quinze ou vingt minutes.

Nous avons pu observer chez ce malade un fait assez intéressant: la pression exercée avec la main sur la région hypogastrique ne détermine aucune douleur si le malade vient d'uriner: mais si elle est faite vingt minutes ou une demi-heure après, elle détermine aussitôt une vive douleur et un besoin immédiat d'uriner. Il semble que la pression exercée par la main soit dans ce cas transmise au col de la vessie par l'intermédiaire de l'urine accumulée dans la cavité vésicale.

La quantité d'urine rendue à chaque miction est de 25 à 30 gr. environ; claire au moment de l'émission, elle ne tarde pas à devenir trouble et l'examen microscopique montre dans le dépôt une grande quantité d'urate de soude et de globules purulents; il n'y a pas de sang; à l'aide de la chaleur et de l'acide nitrique on décèle la présence d'une quantité d'albumine très appréciable; elle est un peu rétractile.

Le passage de la sonde exploratrice provoque une douleur très vive au moment où elle franchit le col de la vessie; celle-ci est épaissie, assez petite; l'épididyme, la prostate ne présentent rien à signaler.

L'auscultation attentive de la poitrine ne révèle rien et on ne trouve dans les antécédents héréditaires du malade aucun fait qui vienne confirmer le diagnostic supposé de tuberculose vésicale.

La palpation de la région lombaire ne provoque plus de douleur.

Le bromure de sodium, le salicylate de soude sont donnés au malade sans produire grande modification dans son état. Cependant les douleurs sont devenues un peu moins fortes, les envies d'uriner un peu moins fréquentes (24 avril) en dépit des plaintes quelque peu exagérées du malade,

Il mange d'un très bon appétit et la santé générale est aujourd'hui très satisfaisante.

Sur sa demande, le malade est envoyé à Vincennes.

Nous avons eu l'occasion de revoir ce malade vers la fin de juin; la santé générale continue à être très bonne, mais les envies d'uriner sont toujours aussi fréquentes et aussi pénibles.

En 1869 M. le professeur Verneuil avait déjà pratiqué chez un jeune homme la taille prérectale pour aller débrider le col de la vessie violemment contracté, dans un cas de cystalgie rebelle à tous les traitements. Un soulagement très prompt fut le résultat de l'opération. Mais un an après les douleurs avaient reparu et le malade rentrait à l'hôpital de la Pitié demander des soins pour un abcès périnéphrétique. L'abcès fut ouvert et draîné, mais la suppuration abondante amena la mort du malade. A l'autopsie, on constata que l'opération de la taille qui datait de dix-huit mois n'avait laissé qu'une cicatrice de débridement superficiel, imperceptible. Le rein droit qui avait été drainé n'existait plus, le rein du côté opposé était fortement congestionné. Le malade avait succombé à des accidents urémiques.

IX. — Cystalgie rebelle; taille médiane; amélioration momentanée; traitement régulier et suivi de la cystite; guérison. (Observation due à l'obligeance de M. le professeur Guyon.

M. M..., souffrant d'envies fréquentes d'uriner et de douleurs vives au moment de la miction, consulta au mois de janvier 1881, M. Ollier, professeur de clinique chirurgicale à la Faculté de médecine de Lyon. Après avoir essayé, pendant quelque temps, tous les calmants usuels, sans résultat appréciable, M. Ollier bien convaincu cependant que cette cystalgie rebelle n'était entretenue ni par un calcul, ni par une néoplasie maligne, proposa et pratiqua chez le malade la taille médiane pour couper la prostate et le col de la vessie afin de faire cesser la contracture douloureuse du sphincter.

L'opération parut d'abord amener une légère amélioration, le malade ayant pu quelque temps après, marcher, aller en voiture sans trop de douleur, ce qu'il n'avait pu faire depuis longtemps.

Mais, dès le mois de juin, les douleurs avaient reparu, aussi tenaces, aussi pénibles qu'auparavant. Un séjour à Contréxeville amena quelque soulagement. Au mois d'août de la même année, M. M...., vint à Paris consulter M. Guyon qui constata chez lui des symptômes de cystite et institua un traitement approprié. Au bout de peu de temps, le malade se trouvant très amélioré, retourna à Lyon et reprit ses occupations premières. Pendant l'hiver les symptômes de cystite douloureuse se manifestèrent de nouveau. C'est alors que le malade se décida, sur le conseil de M. Guyon, à se soumettre à un traitement régulier et suivi ; des instillation au niveau du col, des lavages de vessie avec du nitrate d'argent furent pratiqués ; les bains de Barèges pour agir contre la nature rhumatismale soupçonnée, les alcalins furent employés. Une amélioration sensible se produisit, et lorsque le malade retourna à Lyon les symptômes de cystite et de douleur avaient complètement disparu.

Aujourd'hui encore le malade demeure guéri.

Des faits énoncés précédemment peut-on tirer une appréciation exacte sur la valeur de cette méthode de traitement, l'incision du col ? Nous ne le pensons pas.

Ici encore, nous l'avouons avec regret, pas plus que dans les méthodes précédentes, l'état actuel de nos connaissances ne permet d'établir un jugement définitif. Si l'on ne peut méconnaître la valeur des raisons qui ont décidé les chirurgiens à tenter cette opération, il faut convenir également que les résultats obtenus ne sont pas suffisants pour entraîner une approbation sans réserves.

Nous pensons que les auteurs que nous avons cités
ont eu trop de tendance à étendre le champ des indications opératoires et que c'est aller contre les règles d'une
saine clinique que de vouloir traiter par l'incision du col
tous les cas de cystite à forme essentiellement douloureuse.

On ne doit pas oublier que si la taille bien faite est
une opération relativement bénigne tant que les reins ne
sont pas malades, toutes conditions de milieu réser-
vées, bien entendu, tout est grave dans la chirurgie urinaire dès que cet organe est altéré dans ses fonctions.

En résumé, si les bienfaits du traitement chirurgical
ont pu être incontestables dans quelques cas, son application est délicate et peut être dangereuse; délicate,
parce que le moment de l'intervention et son opportunité ne sont pas toujours faciles à juger, dangereuse,
quand ces conditions premières n'ont pu être définies et
observées nettement.

CONCLUSIONS.

1° La cystalgie idiopathique est exceptionnelle.

2° La cystalgie est presque toujours secondaire ou symptomatique d'une lésion, locale ou éloignée, dont les symptômes ne seront appréciables qu'à une époque plus ou moins éloignée.

3° Le pronostic est intimement lié à la cause qui provoque la cystalgie.

4° Le traitement doit être celui de la lésion, reconnue ou supposée.

5° Dans certains cas, la prédominance du symptôme douleur, peut réclamer une indication spéciale ; on aura recours au traitement médical (injection de morphine, chloral etc.) ou au traitement chirurgical (dilatation, incision du col etc.).

6° Le traitement chirurgical étant infidèle dans ses résultats, doit être réservé aux cas extrêmes, quand les autres moyens de traitement rationnel employés avec persévérance ont échoué.

INDEX BIBLIOGRAPHIQUE

Mathews Duncan. — Cystalgie; vessie irritable chez la femme. Med. Times and Gaz., 1878, vol. II, p. 673.

John Warren. — Sur les causes et le traitement de la dysurie chez les femmes. New-Yorck, Méd. journal, 1878.

Hamon, — Cystalgie. Union médicale, 1859, t. III, p. 51.

Saudras. — Traité des maladies nerveuses, t. II, p. 288.

Valleix. — Traité des névralgies et Bull. de thérap. 1847.

Civiale. — Traité pratique sur les maladies des organes génito-urinaires, t. I.

Charcot. — Leçons sur les maladies du système nerveux, t. II.

Guyon. — Leçons cliniques sur les maladies des voies urinaires.

Tapret. — Etude clinique sur la tuberculose urinaire, Arch. gén. de méd., 1878, 7e sér., t. I.

E. Monod. — Etude clinique de la cystite chez la femme, considérée spécialement dans ses rapports avec la grossesse et l'accouchement. Ann. de gynécologie, 1880.

Guébhard. — Etude sur la cystite tuberculeuse, th. 1878.

Pouliot. — De la cystite du col et ses divers modes de traitement en particulier, par les instillations de nitrate d'argent, th. 1872.

Le Dentu. — Traité des maladies des voies urinaires.

Barnes. — Relation entre les affections vésicales et utérines, The Lancet, 1875, t. I, p. 5 et suiv.

Bache. M. Emmet. — Affections de la vessie liées aux déplacements de l'utérus (American journ. of obstetrics, 1876, p. 578).

Sockeel. — De la contracture douloureuse du col vésical, th. 1874.

Sebeaux. — Essai sur la contracture du col, th. 1876.

Hévia. — Essai sur la contracture du col de la vessie, th. 1868.

Laforest. — Contribution à l'étude des cystites du col de la vessie, th. 1878.

Longuet. — De la dolatation de l'urèthre chez la femme, Ann. de gynécologie, 1874, t. I, p. 216.

Tillaux. — Bull. de thérapeutique, 1873, p. 3.

Spiegelberg de Breslau. — De la fissure du col vésical et de la dilatation brusque chez la femme (Revue des sciences médic., 1875, p. 691).

Pridgin Teale. — Traitement de l'irritable bladder chez la femme, par la dilatation du col de la .vessie, the Lancet, 1875, p. 764. — The Lancet, 1876, p. 84.

Nicoll. — Guérison de l'irritabilité de la vessie, par la dilatation de l'urèthre (American journ. of obstetrics, 1880, vol. XIII, p. 124 et 383.

Cr. Heath. — Traitement de l'irritable bladder par la dilatation. The Lancet, 1875.

Harvey. — Guérison des troubles nerveux vésicaux par dilatation rapide de l'urèthre (the med. Record, New-York, 1878).

Montrose Pallen. — De la colpo-cystotomie, Revue des sciences méd., 1878, t. XII, p. 691.

Cherung. — Cystite chronique rapidement guérie par le tamponnement méthodique du vagin (Revue des sciences médic., t. XVI, p. 399).

Thompson. — Ponction sus-pubienne et canule à demeure pour soulager les malades souffrant de grosse prostate, the Lancet, 1875, t. I, p. 3.

F. Parona. — Spasme du col de la vessie, guéri par la cystotomie (Rivista clinica, 1873, p. 97, n° 4).

Dolbeau. — Leçons de clinique chirurgicale, 1867, p. 275.

J. Howe. — Cystite chronique traitée par la section du périnée et la dilatation du col vésical, New-York med. journ., 1879, p. 385.

Paris. — A. Parent, imp. de la Fac. de médec., rue M. le-Prince, 31.
A. Davy. successeur.

PUBLICATIONS DE LA LIBRAIRIE A. DELAHAYE ET E. LECROSNIER,

ÉDITEURS.

CHARCOT, professeur à la Faculté de médecine de Paris, etc. **Leçons sur
le système nerveux**, faites à la Salpêtrière, recueillies et publiées par le
Dr BOURNEVILLE, rédacteur en chef du *Progrès médical*. 3e édit. revue et
augmentée. 2 vol. in-8 avec 50 fig. intercalées dans le texte et 21 planches,
dont 15 en chromolithographie, 1880 .... 28 fr.
    Cartonné .... 30 fr.
CHARCOT. **Leçons sur les localisations dans les maladies du cerveau
et de la moelle épinière**, faites à la Faculté de médecine de Paris, recueillies et publiées par les Drs BOURNEVILLE et BRISSAUD. 1 vol. in-8 avec 89 fig.
intercalées dans le texte. 1878-80 .... 11 fr.
    Cartonné .... 12 fr.
RICHER (Paul), ancien interne, lauréat des hôpitaux de Paris. **Études cliniques sur l'hystéro-épilepsie ou grande hystérie**, précédées d'une lettre-
préface de M. le professeur J.-M. Charcot. 1 vol. in-8 avec 105 fig. intercalées dans le texte et 9 gravures à l'eau-forte 1881 .... 19 fr.
    Cartonné .... 20 fr.
LUYS, membre de l'Académie de médecine, médecin de la Salpêtrière, etc.
Traité clinique et pratique des maladies mentales. 1 vol. in-8 avec
27 fig. intercalées dans le texte et 10 planches coloriées et photomicrographi-
ques .... 17 fr.
    Cartonné .... 18 fr.
GRASSET, professeur agrégé à la Faculté de médecine de Montpellier, etc.
Traité pratique des maladies du système nerveux 2e édit. 1 vol. in-8
avec 55 figures intercalées dans le texte, et 10 planches en chromolithographie et photoglyptie 1880 .... 25 fr.
GRASSET. **Des localisations dans les maladies cérébrales**. 3e édit. 1 vol.
in-8 avec 8 figures dans le texte et 6 planches. 1880 .... 9 fr.
BOURNEVILLE et P. RENARD. **Iconographie photographique de la Salpêtrière** (service de M. le professeur Charcot). Tome 1er. Hystéro-épilepsie.
Attaques. 1 vol. petit in-4 avec 40 photographies 1878. Broché ... 30 fr.
    Relié en demi-chagrin rouge, doré en tête, non rogné avec coins ... 36 fr.
    Tome II Épilepsie partielle. Hystéro-épilepsie. De l'hystérie dans
l'histoire. 1 vol. petit in-4, avec 39 photographies. 1878 .... 30 fr.
    Relié .... 36 fr.
    Tome III Du sommeil, du somnambulisme, du magnétisme, des zones
hystérogènes chez les hystériques. 1 vol. petit in-4 avec 20 photographies. 1881 .... 30 fr.
    Relié .... 36 fr.
BOURNEVILLE, rédacteur en chef du *Progrès médical*, **Recherches cliniques et thérapeutiques sur l'épilepsie et l'hystérie**. Compte rendu des
observations recueillies à la Salpêtrière de 1873 à 1876. 1 vol. in-8 avec 3 planches. 1876 .... 4 fr.
GRIESINGER, professeur de clinique médicale et de médecine mentale à l'Uni-
versité de Berlin. **Des maladies mentales et de leur traitement**. Ou-
vrage traduit de l'allemand sous les yeux de l'auteur par le Dr Doumic accompagné de notes par M. le Dr BAILLARGER médecin de la Salpêtrière, membre de l'Académie de médecine. 1 vol. in-8. 1868 .... 9 fr.
FABRE, professeur de clinique interne, etc. **Les relations pathogéniques
des troubles nerveux** ou les troubles nerveux étudiés dans leurs rapports
réciproques de causes à effet avec les autres phénomènes morbides. Leçons
recueillies par le Dr AUDIBERT. 1 vol. in-8 1880 .... 8 fr.
DURET, aide d'anatomie à la Faculté de médecine de Paris, etc. **Études
expérimentales et cliniques sur les traumatismes cérébraux**. Tome 1
1 vol. in-8 avec 38 figures dans le texte, et 19 planches dont 8 en chromolithographie. 1878 .... 15 fr.
LEGRAND DU SAULLE **Étude médico-légale sur les testaments contestés
pour cause de folie**. 1 vol. in-8. 1877 .... 9 fr.
LEGRAND DU SAULLE. **Étude médico-légale sur l'interdiction des
aliénés et sur le conseil judiciaire**; suivie de recherches sur la situation
juridique des fous et des incapables à l'époque romaine. 1 vol. in-8.
1880 .... 8 fr.
LEGRAND DU SAULLE. **Étude médico-légale sur les épileptiques**.
1 vol in-8. 1877 .... 4 fr. 50

Paris. — Typ. A PARENT, imprimeur de la Faculté de médecine, rue M.-le-Prince, 31
A. DAVY, successeur

BIBLIOTHEQUE NATIONALE DE FRANCE

3 7531 02456691 2

www.ingramcontent.com/pod-product-compliance
Ingram Content Group UK Ltd.
Pitfield, Milton Keynes, MK11 3LW, UK
UKHW020921120726
13693UKWH00003B/1097